U0807776

技能型紧缺人才培养培训教材
全国医药高等学校规划教材

供高专、高职临床医学等相关专业使用

急诊医学

（第三版）

主　编　张松峰
编　者　（按姓氏汉语拼音排序）
程　鑫　雅安职业技术学院
胡蓉芳　三峡职业技术学院医学院
凌　斌　重庆医药高等专科学校
孟　杰　承德护理职业学院
王纪凤　淄博职业学院
王文青　商丘医学高等专科学校
张松峰　商丘医学高等专科学校

科学出版社
北　京

内 容 简 介

本教材按照基层医疗卫生事业应用型人才培养的目标要求,以培养应用能力为主导,较为全面系统地介绍了本学科的基本理论及临床常见急症的病因、诊断、院前急救和院内急诊治疗,使其在知识结构和能力结构方面更加适合培养基层医生的需要。

本教材供专科临床医学等相关专业教学使用。

图书在版编目(CIP)数据

急诊医学 / 张松峰主编 . —3 版 . —北京:科学出版社,2012.6
全国医药高等学校规划教材
ISBN 978-7-03-034216-4
Ⅰ. 急… Ⅱ. 张… Ⅲ. 急诊-临床医学-医学院校-教材 Ⅳ. R459.7
中国版本图书馆 CIP 数据核字(2012)第 131744 号

责任编辑:秦致中 / 责任校对:张怡君
责任印制:徐晓晨 / 封面设计:范璧合

科学出版社出版
北京东黄城根北街 16 号
邮政编码: 100717
http://www.sciencep.com
北京建宏印刷有限公司印刷
科学出版社发行　各地新华书店经销
*
2007 年12月第　一　版　　开本:850×1168　1/16
2012 年 6 月第　三　版　　印张:6　1/2
2020 年 9 月第九次印刷　　字数:197 000

定价: 24.80 元

(如有印装质量问题,我社负责调换)

前　　言

《急诊医学》是临床医学专业必修的专业核心课程。鉴于基层医疗卫生事业应用型人才培养的目标要求，依照高职高专临床医学专业人才培养标准和教学要求，本教材以培养应用能力为主导，较为全面系统地介绍了本学科的基本理论及临床常见急症的病因、诊断、院前急救和院内急诊治疗，使其在知识结构和能力结构方面更加适合培养基层医生的需要。

本教材编写过程中在严格体现"三基"（基本理论、基本知识、基本技能）、"五性"（思想性、科学性、先进性、启发性、适用性）的前提下，更加强调急救医学的"实用性"和"急迫性"，更加突出其学科特点和临床急救的工作特点，更加体现现代急救理念，强调职业能力、实践能力和操作能力的培养，并力求帮助学生形成健康的工作态度、良好的职业道德和正确的价值观、人生观。同时在教材内容的安排上，加强了内容的系统性、交叉性；又辅以知识链接、案例分析和考点提示，增添了教与学的趣味性和实用性。鉴于培养目标与培养对象的要求，专业知识的应用层次则重点倾向于基层医生的院前急救、急救转运知识的培训。

本教材编写过程中得到各参编单位的大力支持，在此表示衷心感谢。同时对上版教材的编者窦秀纯、方木水，刘一鸣、吴岸晶、薛宏伟、于三新、左秀英等老师的工作致以谢意。

尽管编者做出了很大努力，但在内容的取舍、编排的形式上有待于诸位专家、同仁、同学在应用过程中提出宝贵意见和建议，我们将继续听取不同的意见，力求使本教材能够更进一步完善，以便今后修订和补充。

编　者

2012 年 5 月

目　　录

第1章　绪论 …………………………………… (1)
第1节　概述 …………………………………… (1)
第2节　急诊医学的范畴 ………………………… (2)
第3节　急诊医疗服务体系 ……………………… (2)
第2章　院前急救 ……………………………… (4)
第1节　概述 …………………………………… (4)
第2节　院前急救的基本配置 …………………… (5)
第3节　院前急救的实施 ………………………… (5)
第4节　现场急救后转运 ………………………… (12)
第3章　心搏骤停与心肺脑复苏 ……………… (17)
第1节　心搏骤停 ……………………………… (17)
第2节　心肺脑复苏 …………………………… (18)
第4章　休克 …………………………………… (25)
第1节　病因与临床表现 ………………………… (25)
第2节　诊断与急救处理 ………………………… (26)
第5章　常见危重症状的急救处理 …………… (31)
第1节　急性发热 ……………………………… (31)
第2节　昏迷 …………………………………… (33)
第3节　呼吸困难 ……………………………… (35)
第4节　大咯血 ………………………………… (37)
第5节　呕血 …………………………………… (39)
第6节　急性腹痛 ……………………………… (40)
第6章　急性中毒与理化疾病 ………………… (44)
第1节　急性中毒概论 ………………………… (44)
第2节　一氧化碳中毒 ………………………… (48)
第3节　急性有机磷农药中毒 ………………… (50)
第4节　镇静催眠药中毒 ……………………… (53)
第5节　电击伤 ………………………………… (55)
第6节　淹溺 …………………………………… (56)
第7节　中暑 …………………………………… (57)
第8节　毒蛇咬伤 ……………………………… (59)
第9节　急性酒精中毒 ………………………… (61)
第7章　严重创伤 ……………………………… (64)
第1节　病因与临床表现 ……………………… (64)
第2节　诊断与急救处理 ……………………… (64)
第8章　急性器官功能衰竭 …………………… (67)
第1节　急性心力衰竭 ………………………… (67)
第2节　急性呼吸衰竭 ………………………… (69)
第3节　急性肾衰竭 …………………………… (70)
第4节　多器官功能衰竭 ……………………… (72)
第9章　常用急救技术 ………………………… (76)
第1节　气管插管术与气管切开术 …………… (76)
第2节　环甲膜穿刺术与环甲膜切开术 ……… (78)
第3节　胸膜腔穿刺术及闭式引流术 ………… (79)
第4节　静脉穿刺置管术 ……………………… (81)
第5节　洗胃术 ………………………………… (82)
第6节　除颤术 ………………………………… (83)
第10章　重症监护病房与监测技术 ………… (85)
第1节　重症监护病房 ………………………… (85)
第2节　重症监测技术 ………………………… (86)
急诊医学教学基本要求 ……………………… (92)
附:模拟试题 …………………………………… (95)
目标检测选择题参考答案 …………………… (97)
参考文献 ……………………………………… (98)

第1章 绪 论

学习目标

1. 掌握急救医学的概念、学科特点、范畴
2. 熟悉急诊医疗服务体系的组成和运作

第1节 概 述

一、急救医学的概念

急诊、急救都属于急诊医学(emergency medicine)的范畴。急诊医学是一门多专业的综合性临床医学分支学科,是现代临床医学的重要组成部分,属于新发展起来的一门独立的、跨学科的临床边缘学科。急诊医学主要是处理和研究各种急性病变和急性创伤,也就是指在短时间内,对威胁人类生命安全的意外灾难伤害和急性疾病所采取的一种紧急处置的学科。所谓急诊,是指在医院急诊科对急诊伤病员立即采取的检查、诊断和处理的过程;所谓急救,是指对急危重伤病员所采用的一种紧急医疗措施,其目的是及时为伤病员提供紧急救护服务,以防止伤病恶化,挽救生命,并尽可能减轻病人痛苦。《中华人民共和国急救医疗法(草案)》明确指出:急救医疗是指对灾害、事故所致创伤、中毒以及突发急症,并危及生命者的抢救治疗。

能否及时、高效地抢救各类危急患者,反映了一个国家、一个地区、一个医院的管理水平和医疗技术力量。近20年来,急诊医学随着人们对健康需求的增长、疾病谱的变化、各种意外事故及灾害的频繁发生而受到人们高度重视和关注,并得到迅速的发展。急诊医疗服务体系能够把先进的急诊医疗服务快速、准确地送到患者身边,送到急救现场,经过现场急救维护患者的基础生命,并将患者安全送到医院进一步救治。

二、急诊医学的学科特点

急诊工作主要着眼于处理疾病或创伤的最初、最重和最危的阶段,故急诊医学的学科特点常表现出如下特征:

1. 工作的紧急性　对于急诊处理的各种伤病而言,时间就是生命,应该分秒必争,刻不容缓。

2. 急救的连续性　急诊工作具有较大的流动性,急诊的地点可能发生在各个不同的区域,在经过现场简单急诊处理后的伤病员往往还需要送往医院急诊科等进行进一步救护。因此,急诊工作就表现出连续性的特征,无论是院前急诊还是院内急诊,都应该是一个连续的统一体,要注意保持急诊工作的连续性。

3. 伤病的突发性　急诊工作所涉及的伤病往往事发突然,特别是在一些自然灾害和重大事故时,可能会突然出现大批伤病员需要救护。

4. 学科的复杂性　急诊医学跨越了传统的医学学科分类,所以急诊病人疾病谱广泛,涉及专业多,而且病情往往复杂多变,常需要有多学科的相互协作,也要求急诊人员具有广泛的理论知识和实践经验。

5. 工作的社会性　急诊活动可能会涉及社会的各个方面,表现出明显的社会性特征。急诊工作有时还会涉及一些法律纠纷,可能要同有关部门和病人家属打交道。

6. 素质要求高　由于急诊工作的重要性、急诊病谱的广泛性和急诊学科的复杂性,故对从事急诊工作的医务工作者也提出了较高的素质要求,不仅要求具有广泛的专业理论知识和娴熟的技术操作能力,还需要具备丰富的临床实践经验。

三、急诊医务人员的基本素质要求

1. 高度的责任心和同情心　急诊工作的特征决定了从事急诊工作者必须具有高度的责任心和同情心,工作中的任何疏忽,都可能带来生命的代价。每个医务工作者都应该认识到急诊工作的重要性,认识到抢救时机的重要性,要心存仁慈和同情,保持高度的责任心,牢记“健康相托,生死所系”,全心全意为病人服务。

2. 渊博的知识和精湛的技术　急诊工作涉及内、外、妇、儿等临床各科,且病情多变、快变,因此急诊人员必须具备渊博的知识面,敏捷的思维能力,娴熟的技能操作,能熟练地对伤病员进行救护。

3. 良好的身体素质和心理素质　急诊工作的紧急性和突发性,要求急诊工作者必须具有健康的体魄,才能应付长途跋涉和颠簸、伤员搬运、连续工作等超大负荷的工作强度。充满风险与挑战的工作性质

又要求急诊工作者必须具备良好的心理素质，特别是面对突发事件的大批危重伤病员的急诊，更要具有处变不惊，临危不乱的应急能力。

第2节 急诊医学的范畴

一、院前急诊

院前急诊（prehospital emergency medical care）是指急、危、重症伤病员进入医院以前的医疗救护，也称为院外急诊，包括出事地点的现场急诊和向医院转送过程中的途中急诊。院前急诊是急诊医疗服务体系的重要组成部分，是院内急诊的前提和基础，无论是在农村、机关、厂矿还是家庭，在所有出事地点对伤病员进行及时的、正确的初步急诊，可以为下一步的医院内救治争取宝贵的抢救时机。所以，院前急诊需要得到全社会的重视、支持和参与，需要在全社会中大力推广普及现场急诊知识，增强公民的自我保护意识，掌握自救与互救技能。

二、急诊科救治

急诊科救治是指医院急诊科的医务人员在接到急诊病人后，对其采取的抢救治疗工作。

三、危重病医学

危重病医学是以危重患者为研究和处理对象，由受过专门培训的医护人员，在备有各种先进的监护设备和救治设备的重症监护病房（intensive care unit ICU）内，对来自院内外的各种危重病患者进行全面监护与治疗。其研究范围包括各种原因导致的心脏停搏、严重休克、各系统的急危重症和多器官功能障碍综合征等。

四、灾难医学

突发性的人员伤亡是许多灾难事故的共同特征，因此，灾难医学作为急诊医学的一个组成部分，它的研究内容包括各种灾难事件所致人员伤害的救护。灾难救护必须在平时做好应急的各种救护准备，一旦灾难发生，能够及时组织人员赶赴灾难现场。灾难救护时应首先做好下列工作：①寻找并救护伤病员；②检伤分类，根据伤情不同分别进行救治处理；③运输和疏散伤病员。

五、创伤医学

主要是指多发伤、复合伤等严重创伤的现场急诊和急诊科的早期救治。

六、急诊医疗服务体系

急诊医疗服务体系是将院前急诊、急诊科救护、重症监护病房的救护联系成一体，组成一个具有严密组织和统一指挥系统的完整急诊网络体系。急诊医疗服务体系包括：完善的通信指挥系统；现代化的现场救护设施（包括配备有各种监护和急诊装置的运输工具）；高水平的医院急诊服务；重症监护病房（ICU）。

第3节 急诊医疗服务体系

急诊医疗服务体系（emergency medical service system，EMSS）是在急诊医疗体系的基础上通过强化“服务”的理念而形成的，由院前急诊、急诊科救护、重症监护病房三个部分组成。三者既有明确分工，又密切联系。

一、急诊医疗服务体系的组织与目的

急诊医疗体系是在各级卫生行政部门及所在医疗单位的统一直接领导下，由综合性医院和各院前急诊部门组成的上下相通、纵横相连、布局合理的急诊网络体系，在当地急诊指挥系统统一领导下，负责实施各项急诊工作。

首先要建立健全急诊医疗指挥系统（急诊中心），在市卫生行政部门的直接领导下，负责本地区急诊工作的领导、指挥和协调。

要建立健全城市三级急诊医疗网，各级急诊医疗机构在接到急诊医疗指挥系统的指令后要迅速赶往现场实施抢救，并根据情况对伤病员分类处理。要注意加强街道卫生院、社区卫生站的工作，并与之建立良好联系。

要加快建立健全农村三级急诊医疗网，即县医院急诊科、乡卫生院急诊室、村卫生所三级急诊网络，彻底解决广大农民群众的急诊问题。

急诊医疗服务体系的目的就是用最短的时间把最有效的医疗救护服务提供给急危重症病人。

二、急诊医疗服务体系的运作与管理

（一）急诊医疗服务体系的运作

1. 院前急诊通讯联络　通讯是院前急诊的三大要素之一，也是急诊医疗服务体系的灵魂。目前我国设置全国统一号码为120的急诊电话，城市的主要医疗机构还设立有急诊专线电话，以确保在特急情况下随叫随通。

利用通讯卫星或无线电通讯系统进行通讯联络，定位准确，且具有快速灵活、便于调度指挥的特点。

2. 院前急诊运输工具　目前多数地区急诊运输工具以救护车为主，但在沿海、林牧区以及有条件的城市，可以根据急诊工作需要积极发展急诊直升机或快艇；在情况紧急时，有关部门应向具有快速运输工具的单位和部队提出呼救请求援助，任何单位都应积极予以支援。各级政府和急诊医疗指挥部在特急情况下，有权调用本地区各部门和个体运输工具，执行临时性急诊运送任务。

3. 院前急诊人员组成和物资供应　院前急诊人员由城市急诊医疗单位人员、二或三级综合医院的各级医务人员和红十字会初级卫生人员三部分组成。急诊人员原则上要求有较丰富的临床经验和较强的应急能力，基本功过硬，具有独立操作能力。急诊人员应以急诊内、外科医生和护士为主，必要时配以药剂人员，以加强药品供应和管理。

急诊医疗的物资配备，要由卫生行政部门提出统一要求，实行规范化管理。各医疗单位应根据统一要求，装配齐全、完善，平时准备就绪，专人管理，并放置于固定地点，定期检查更换，随时能投入抢救。

4. 现场急诊与转运　详见第二章“院前急诊”。

5. 社会参与　广泛利用报刊、电视、电台等宣传工具，积极普及急诊知识，广泛性开展群众性卫生救护训练，如徒手心肺复苏、止血包扎、骨折固定、搬运等简单处理方法。一旦发现有急危重病人或意外伤害事故，在专业医护人员到达现场之前能正确、及时地进行自救和互救。

6. 院内急诊　伤病员进入医院急诊科以后的救治工作。

7. 重症监护病房　重症监护病房是集中收治危重病例的医疗单元，在重症监护病房中进行全面系统的检查、准确细致的监测和护理、及时精确的治疗，以最大限度地保证病人的生命安全，并有效地提高抢救成功率。

（二）急诊医疗服务体系的管理

在一定程度上，急诊工作的成败，不仅取决于技术问题，更主要的还取决于组织工作方面的问题。所以，各级政府要切实加强对急诊医疗服务体系的领导和管理，应根据本地区实际情况，将城乡急诊医疗事业纳入当地社会发展规划，并组织卫生、公安、交通、通讯等部门，共同协作、各尽其责，把急诊通讯联络、现场急诊与安全转运、院内救护等各项措施落到实处。

（张松峰）

第2章　院前急救

第1节　概　　述

学习目标

1. 了解院前急救的基本概念、工作特点、院前救护的基本配置
2. 熟悉院前急救的原则、任务、注意事项
3. 掌握院前急救的实施、现场急救后转运

一、院前急救的性质

（一）院前急救的概念

当今的急救医学把急救的过程分为三个阶段："院前急救"阶段、"医院急救"阶段和"后续专科治疗"阶段。

所谓"院前急救"是指受各种危及生命的急症、创伤、中毒、灾害事故等病人在到达医院之前进行的紧急救护。包括现场紧急处理、监护转运过程。在空间概念上，地点为医院外；在时间概念上，对病人的施救为进入医院前。其目的是挽救生命、减少伤残。在此期间，采取的处置有：心肺复苏、利用便携式心脏起搏器、给氧、气管切开、止血包扎、对躯干及肢体实施临时固定。

（二）院前急救的重要性

从医疗角度看：院前急救是急救医疗服务体系中第一个重要环节。对急危重患者，可以说时间就是生命，对心脏骤停者的救治，相差几分钟就关系到病人的生死存亡。猝死病人抢救的最佳时间是4分钟内，严重创伤伤员抢救的黄金时间是30分钟内。但是，长期以来，遇到急危重患者，传统的概念和办法就是未经任何必需的院前急救措施，就把患者送到医院治疗，有的甚至弃近求远。很显然，这将严重影响到许多急症患者的救治，甚至使许多患者失去抢救的最佳时间，其关键是忽视院前急救的重要性。近几十年来，在广大急诊工作者的不懈努力下，人们已经初步认识到现场急救的重要性，重视对所有急性疾病和创伤必须先"救"后"送"，而非先送后救，这是基本原则。

从社会救灾角度看：院前急救是整个城市和地区对于各种灾害的应急防御功能的重要组成部分，可衡量一个城市、一个地区，乃至一个国家的急救医疗服务体系是否完善和健全。

二、院前急救的工作特点

1. 社会性强，随机性强　院前急救活动涉及社会各个方面，使院前急救跨出了纯粹的医学领域，这是其社会性强的表现，要求建立有效的调度和协调系统，在工作中不但要多学科协调，还要和社会各方面协调。病人何时呼救、重大事故或灾害何时发生是未知的，故每天的24小时内，任何时候均应处于戒备状态。

2. 时间紧迫　不管是危重病人还是急诊病人，均需立即救治，紧急处理，树立"时间就是生命"的观念，不能拖延一分一秒，做到一有"呼救"必须立即出车，一到现场必须迅速抢救。

3. 病种多样，病情复杂 要求急救人员要有强烈的同情心和高度的责任心，并具备扎实的知识、熟练的技术和一定的经验。

此外院前急救流动性很大，地点分散，急救环境条件差。急救工作紧张辛苦、工作量大，其付出多，投入高，但经济效益相对较低，以社会效益为主。

三、院前急救的原则

院前急救总的任务是采取及时、有效的急救措施和技术，最大限度地减少伤病员的疾苦。主要实施对症治疗，维护生命器官的功能，以救命为主，打好基础，降低致残率，减少病死率。

院外急救必须遵守以下原则：

1. 先救命后治病　现场急救应强调先救命，再治伤，后辨病。

2. 先复苏后固定　如遇有心脏病、呼吸骤停又有骨折，应首先用口对口人工呼吸和胸外按压等技术使心肺复苏，直至心跳呼吸回复后，再进行骨折的固定。

3. 先止血后包扎　遇有大出血又有创口者，首先立即止血，再清理创口进行包扎。

4. 先重伤后轻伤　遇有成批伤员时，应优先抢救危重者，后抢救较轻者。

5. 先救治后运送　对于急诊病人，"先送后救"，常常会耽误了最佳的抢救时机，增加了致残率和病死率。因此要求"先救后送"。

6. 急救与呼救并重　急救与呼救同时进行，才

可以动员更多人员参与及时的救治工作，尤其是有成批伤员或心脏停搏者的救治。

7. 搬运与医护的一致性　在搬运伤员，尤其是危重者，要及时、恰当。搬运者与医护人员要互相协调，积极配合，减少病人的痛苦和死亡。途中亦不可停止抢救。

四、院前急救的任务

1. 现场急救　坚持先“救”后“送”的重要原则。例如，外伤大出血的病人必须先进行止血处理后再运送，可减少失血性休克发生的可能性或降低休克程度；又如对心跳呼吸骤停的病人必须先进行心肺复苏才能使病人有得救的希望。

2. 搬运　经过现场初步处理后，必须把伤病员及时送到合适的医院进行进一步急救处理，在这个转送过程中，搬运得及时正确不但可以减少伤员的痛苦，还可防止造成新的损伤而导致残疾或死亡。搬运方法有多种，最常用的方法有担架搬运法、徒手搬运法等。对颈、腰椎骨折病人必须三人同时搬运，托住头颈、胸腰、臀部和双腿，切忌一人搬头、一人搬腿的双人搬运。

3. 监护运送　现代急救医学的新概念，已摒弃过去把运送急诊病人看成是医务人员只是协调运输部门进行的概念，而是认为医疗急救运送是院前急救的重要组成部分，是连接急救医疗体系的一个重要的“链”，要把单纯的病人运载工具改造成为抢救危重病人的“流动医院”、“活动急救站”，成为医务人员院前抢救的场所，即“浓缩急诊室”，“集装箱急救车——微型医院”。

五、院前急救注意事项

1. 迅速判明需要紧急救护的地点、事件和人数。

2. 立即采取现场行之有效的救护措施，努力做到早期呼救、早期心肺复苏和早期实施急救技术：解救、止血、包扎、固定和搬运。

3. 在救护中要保护自己免受伤害。如在救护触电人员时，不能用手直接去拉尚未脱离电源的人；在毒气现场，应戴防毒面具才能进入现场救人。

4. 在现场救护实施中不应该继续加重患者所受到的伤害。

5. 现场急救应尽量徒手操作或尽量少借助于器械。

6. 急救措施力求简单易行，以便容易掌握，但效果必须确实可靠。

7. 救护人员应该快速掌握伤员的生命体征：神志、瞳孔、呼吸、循环情况以及头、颈、胸、腹、骨盆和四肢伤情。

8. 注意保护现场，发现新情况及时通知有关部门。

9. 现场急救必须紧张有序地进行工作，要推荐一位有经验的医师负责指挥、裁决和指导抢救工作。

第2节　院前急救的基本配置

一、人员配置

医师1人、护士1人、护工(担架工)2人、驾驶员1人，急救人员应该做到全年每天24小时(包括节假日)随时可以出动。

二、救护车配置

按照卫生部规定，可根据服务半径、服务人口，结合实际情况适当增加车辆。即：原则上每5万人口配置1辆救护车；辖区人口≤10万，可配置2辆救护车；辖区人口≤20万，可配置3辆救护车；辖区人口≤30万，可配置4辆救护车。

三、医疗设备配置

诊疗器械：听诊器、血压计、温度计、叩诊锤、手电筒。抢救设备：便携式除颤监护仪、心电图机、吸引器、简易呼吸器、氧气瓶。创伤抢救器材：外伤包(三角巾、绷带、止血带、夹板、颈托)、骨折负压气垫等。搬运患者器材：多功能担架、折叠担架。

四、药品配置

1. 液体　5%葡萄糖250ml、0.9%生理盐水250 ml、20%甘露醇250 ml 、5%碳酸氢钠250 ml。

2. 注射液　50%葡萄糖20 ml、10%葡萄糖酸钙10 ml、25%硫酸镁10 ml。

3. 注射针剂　肾上腺素1mg、去甲肾上腺素2mg、异丙肾上腺素1mg、西地兰1mg、硝酸甘油25mg、速尿20mg、多巴胺20mg、利多卡因5mg、喘定0.25g、氨茶碱0.25g、洛贝林0.375g、可拉明0.25g、654-2 10mg、胃复安10mg、安痛定2ml、止血敏1.0mg、立止血1ku、安定10mg、鲁米那0.1g。

第3节　院前急救的实施

急性疾病和意外伤害，是人们随时可能发生和遇到的，但多发生在院前。院前急救是否及时、妥善，直接关系到患者的预后。

一、分工协作、及时抢救

1. 工作人员的分组

(1) 抢救组：医务人员组成。

(2) 协助抢救组：排除可能造成危险的障碍物。

(3) 转运组：负责伤员的转运。

2. 创伤病员的分类　绿色：轻度损伤；黄色：中

度损伤;红色:重度损伤;黑色:死亡。

3. 立即采取急救措施　使伤病员得到必要的抢救,包括:脱离危险环境、解除呼吸道梗阻、处理活动出血、解除气胸所致的呼吸困难、伤口处理、骨折的固定、离断肢体的保存等。

二、常规的急救措施

1. 体位的放置　在不影响急救处理的情况下,一般可协助病人取平卧位,头偏向一侧,两臂平放于身旁,或屈膝侧卧位。此体位可使病人得到最大限度的放松,并保持呼吸道通畅、防止误吸。放置后应予保暖。对清醒病人,应减轻心理压力,安静休息,如无必要,不要反复提问。

2. 建立有效的静脉通路　对需要建立静脉通路者要立即建立有效的静脉通路。如需要,可以选择应用静脉留置针或锁骨下静脉穿刺插管术。因周围循环不良,静脉穿刺困难或输液速度不能满足急救需要者,可进行静脉切开。

3. 去除或松解病人衣服　需在现场处理的猝死、创伤、烧伤等病人,为便于抢救和治疗,需适当地脱去病人的某些衣服、鞋、帽子,并需要掌握一定的技巧,以免因操作不当加重伤情。

(1) 脱上衣法:解开衣扣,将衣服向肩部方向推,背部衣服向上平拉。对一侧上肢受伤者,脱衣袖时应先健侧后患侧,提起一侧手臂,使其屈曲,将肘关节、前臂及手从腋窝位拉出。再将衣物从颈后平推至对侧,拉起衣袖,使从另一侧上臂拖出。如遇情况紧急,可直接用剪刀剪去衣袖。

(2) 脱长裤法:病人平卧,解开腰带及裤扣,从腹部将长裤推至髋下,保持双下肢平直,不可随意抬高或屈曲,将长裤平拉脱去。如确定病人无下肢骨折,可屈曲及抬高小腿。

(3) 脱鞋袜法:应托起并固定踝部,以减少震动,向下、向前顺脚型方向脱出。

三、止　血　术

外伤出血分为外出血和内出血,外出血是院前急救的重点。常用的方法有加压包扎止血法、指压止血法、止血带止血法和屈肢加垫止血法4种。

1. 加压包扎止血法　适用于小动脉、小静脉和毛细血管的出血。即采用棉花团或其他代用品折成垫子,放置于覆盖创面的消毒纱布的表面,随后用绷带或三角巾紧紧包扎起来(图2-1)。

2. 指压止血法　适用于头部、颈部以及四肢较大动脉出血的临时止血,即用手指或手掌压在受伤部的近心端、以压闭血管,阻断血流。头面部动脉有四条:颞浅动脉、面动脉、耳后动脉、枕动脉。

(1) 颞浅动脉指压止血法:适用于头颈部和颞部的出血。对准伤侧下颌关节处,用拇指压迫颞浅动脉的搏动处(图2-2)。

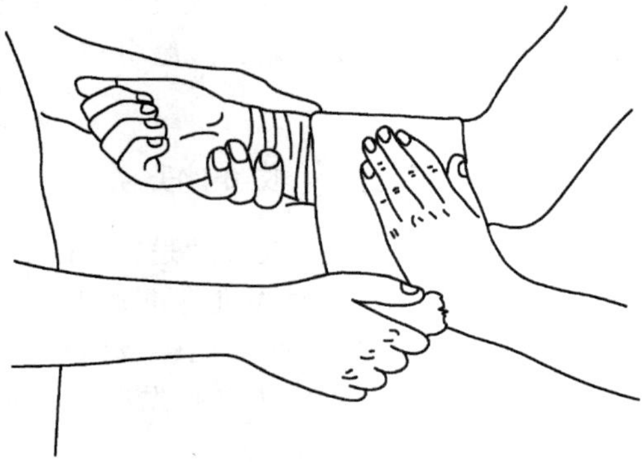

图2-1　加压包扎止血法

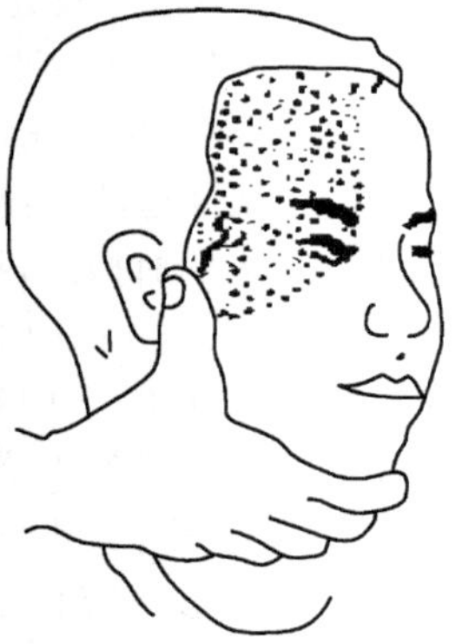

图2-2　颞浅动脉指压止血法

(2) 面动脉指压止血法:适用于面部的出血。对准伤侧下颌角前约1cm的凹陷处,用拇指向内向上压迫面动脉搏动止血(图2-3)。

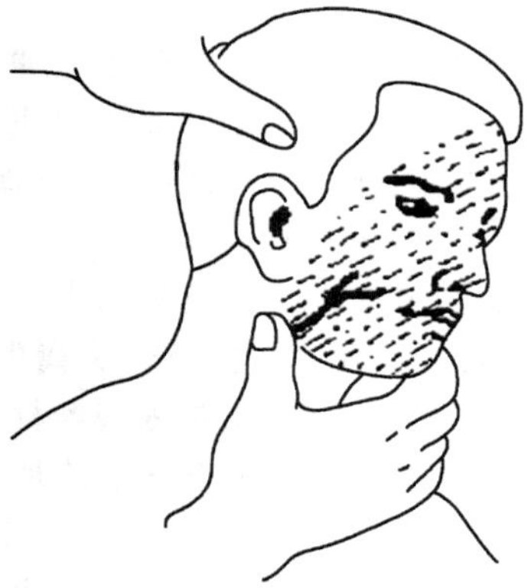

图2-3　面动脉指压止血法

(3) 指压耳后动脉:适用于耳后动脉大出血(耳后乳突下凹陷处);指压枕动脉:适用于一侧头后枕骨附近大出血,(用四指压耳后和枕骨粗隆间的凹陷)(图2-4)。

(4) 锁骨下动脉指压止血法:适用于肩部、腋下、上臂出血:用拇指压迫同侧锁骨上窝中部,对准第一肋骨面,压住锁骨下动脉止血(图2-5)。

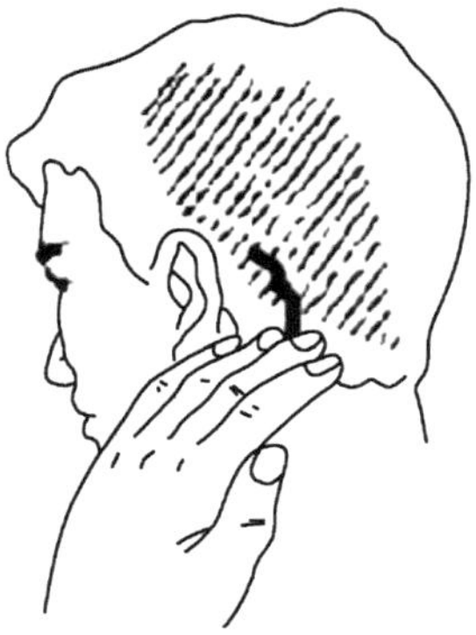

图 2-4　指压耳后动脉

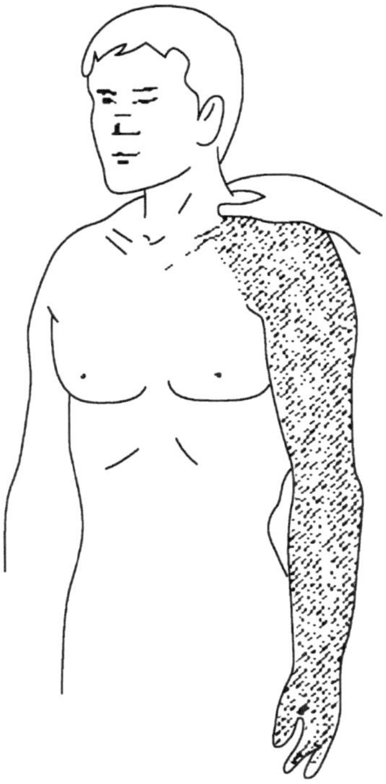

图 2-5　锁骨下动脉指压止血法

(5) 肱动脉指压止血法:适用于上臂下段、前臂和手的出血。将拇指或其他四指置于上臂上 1/3 段、肱二头肌的内侧,触摸到动脉搏动后将动脉向外压于肱骨上(图 2-6)。

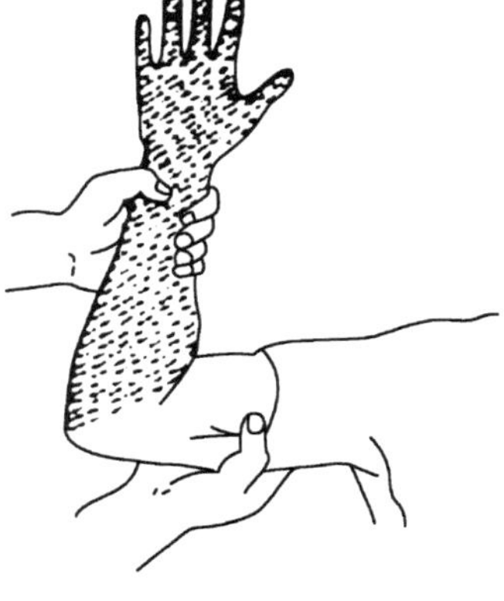

图 2-6　肱动脉指压止血法

(6) 指压尺桡动脉 适用于手部大出血;指压指(趾)动脉:适用于指(趾)部大出血(图 2-7)。

(7) 股动脉指压止血法 适用于大腿、小腿和足部的出血,将两手的拇指重叠置于大腿前面上部最明显的搏动点,并使劲将股动脉向后压于股骨上;指压胫前后动脉:适用于脚部大出血,双手拇、食指压足背前及足跟和内踝间动脉(图 2-8)。

3. 止血带止血法　适用于四肢动脉外伤出血的临时止血。有橡皮止血带、气性止血带、布制止血带三种。适用于四肢较大的动脉出血,抬高患肢,将软织物衬垫于伤口近心端的皮肤上,其上用橡皮带紧缠肢体 2～3 圈,橡皮带的末端压在紧缠的橡皮带下面即可(图 2-9)。

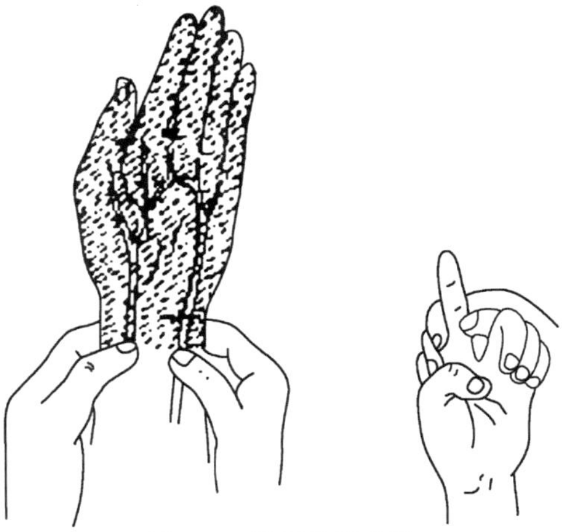

图 2-7　指压尺桡动脉

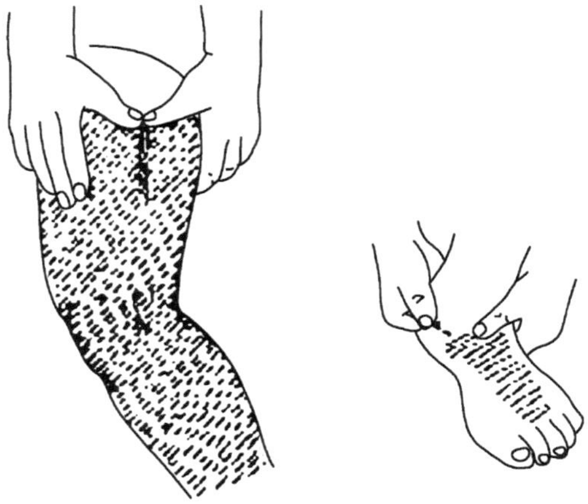

图 2-8　股动脉指压止血法

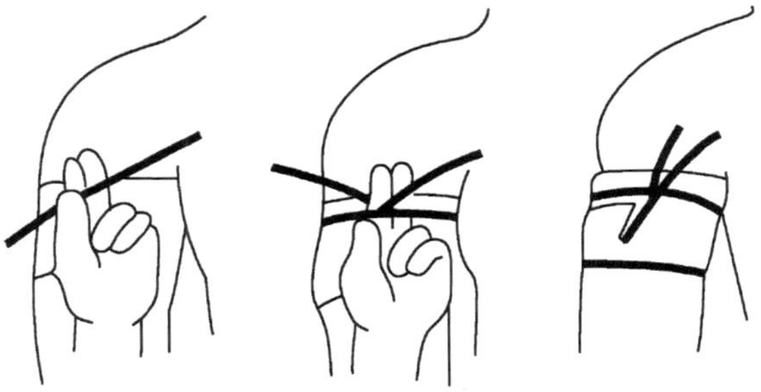

图 2-9　止血带止血法

4. 使用止血带注意事项

(1) 止血带应放在伤口的上方，下加衬垫，不可用电线或绳索作止血带直接加压。

(2) 止血带压力要适当，以出血停止为好。过紧会引起皮肤和神经的损伤，过松不能达到止血的目的。

(3) 上止血带的持续时间不宜过长，一般不超过3小时，且每隔30分钟松解一次，每次历时1～3分钟。

(4) 止血带应有明显的标志，注明止血带的时间。

5. 屈肢加垫止血法　适用于四肢动脉外伤的临时止血。即采用棉花团、纱布垫或其他的代用品放在腋窝、肘窝和腘窝等部位，或股动脉的搏动点，而后屈曲相应的肢体，并把患肢固定于躯体或健肢。若伴有骨折或伴关节受伤者，不宜用此法。

四、包扎术

包扎是创伤后急救技术中最常用的方法之一。其目的保护创面、减少污染、压迫止血、固定敷料和夹板。最常用的包扎材料是绷带、三角巾，也可就便用毛巾、手绢、被单、布块或衣服等物品。常用的包扎方法如下所述。

(一) 绷带包扎法

1. 环形法　是最基本的绷带包扎法，将绷带作环形重叠缠绕，但第一圈的环绕应稍作斜状，第2～3圈作环形，并将第一圈斜出的一角压于环形圈内，最后用胶布将绷带尾部固定，也可将绷带尾部剪成两头并打结(图2-10)。

2. 蛇形法　此法多用于夹板的固定。将绷带按环形法缠绕数圈后，以绷带的宽度作间隔斜向上缠或下缠(图2-11)。

3. 螺旋形法　先将绷带按环形法缠绕数圈，随后上缠的每圈均盖住其前一圈的1/3或2/3(图2-12)。

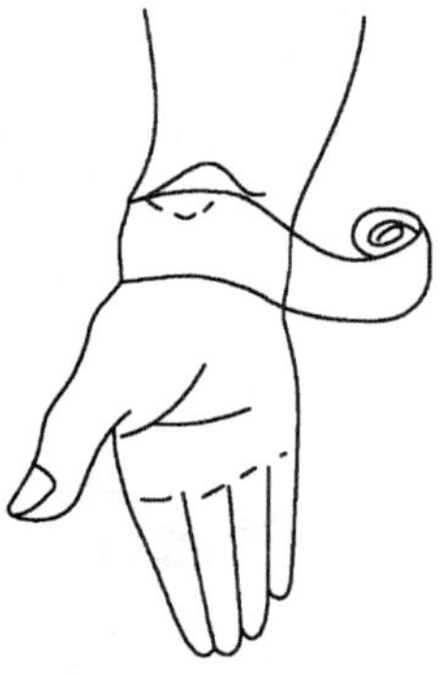

图2-10　环形法

4. 螺旋反折法　先将绷带按环形缠绕数圈后，

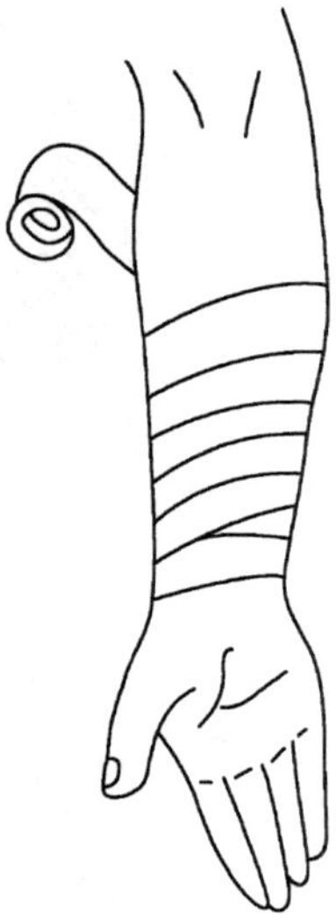

图2-11　蛇形法

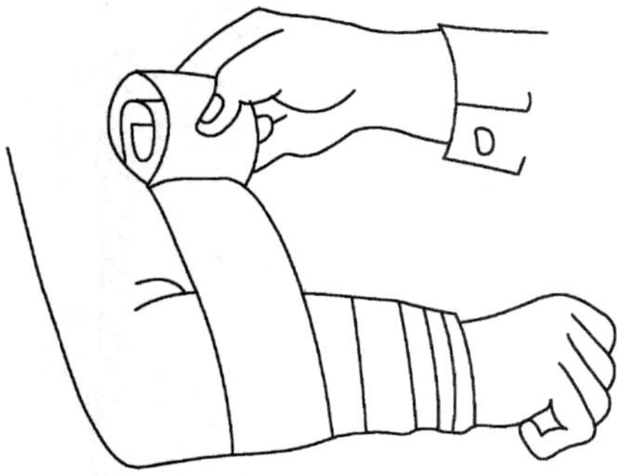

图2-12　螺旋形法

再作螺旋形缠绕，待缠绕到肢体较粗的部位，将每圈绷带反折盖住前圈的1/3或2/3，依此由下而上地缠绕(图2-13)。

5. "8"字形法　此法用于关节部位。先将绷带由下而上缠绕，再由上而下成"8"字形来回缠绕(图2-14)。

6. 帽状绷带　适用于头部的广泛性外伤，用一条绷带，拿绷带时应让卷向外，沿头部的较大径线(眉弓、耳郭及枕外隆凸)水平，自前向后环绕2～3周固定绷带之后，第一周留斜角反折压住，至枕部或额部(无伤口的部位)反折，改变绷带的走行方向，由前后环绕改变为直接从额部到枕部的纵形方向。反折后嘱助手按压前后的反折部位。反折后的第一绷带走行在头部左右的正中位，后一绷带压前一绷带的1/2或2/3增强牢固性，左右各走行一次，按一定的顺序直至将头部全部包扎完，然后反折角度大一点，再次改变方向由前到后环绕2～3周压住助手所按压的反折处，注意从正中向前后的顺序不能错，松紧适当。最后固定绷带头，其方法有2种：①将绷带头正中撕开，环绕打结，注意避开伤口；②用宽胶布直接粘贴固定(图 2-15)。

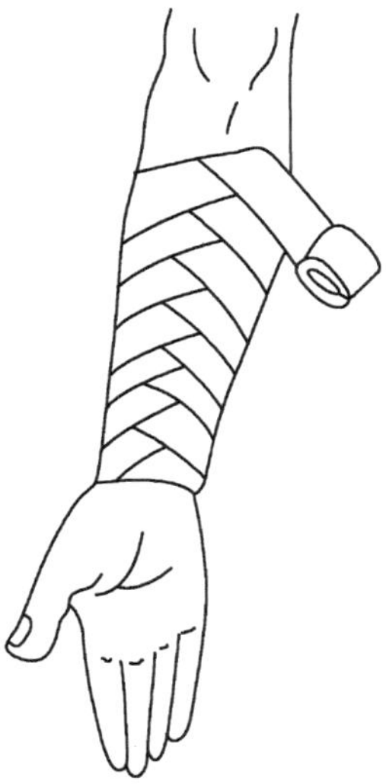

图 2-13 螺旋形法

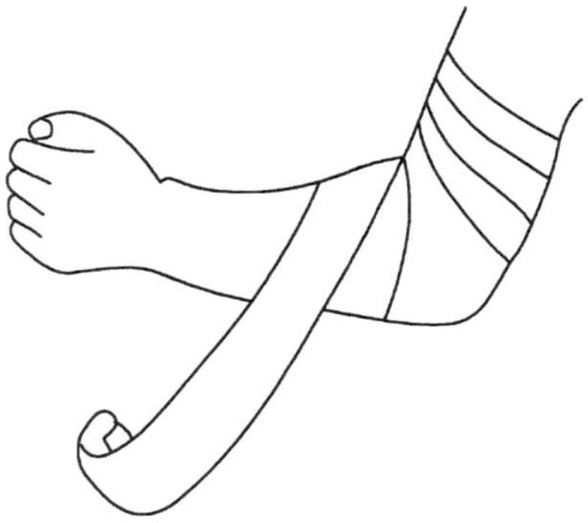

图 2-14 "8"字形法

7. 枕额绷带 顾名思义,这种绷带主要包扎枕部和额部的小面积损伤,用一条绷带即可完成。绷带拿法同前,自健侧耳上开始,绕枕外隆凸下方经对侧耳上,前面逐渐下移,后面逐渐上移,绷带在两耳上交叉,如此环绕至眉弓用胶布固定即可(图 2-16)。

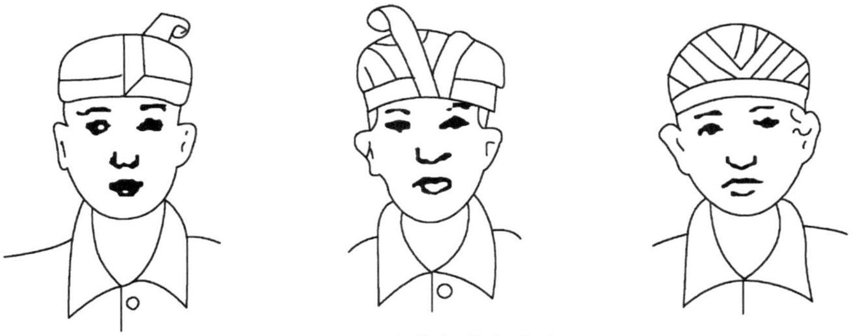

图 2-15 帽状绷带包扎法

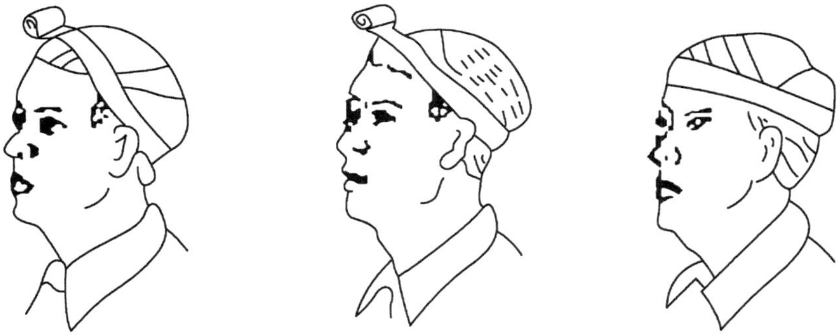

图 2-16 枕额绷带包扎法

(二)三角巾包扎法

1. 头部普通包扎法 将三角巾的底边向外反折 3cm,盖住头部齐眉以上、耳后。把两底边在枕后交叉并把顶角压在下面,再绕至前额打结(图 2-17)。

2. 头部风帽式包扎法 将三角巾顶角打结放在额前,底边中点也打结放在枕部即成风帽状,底边两端拉紧向外向上反折 4cm,绕向前面包住下颌再绕道颈后打结(图 2-18)。

3. 面部面具式包扎法 用于广泛的面部损伤或烧伤,在三角巾的顶角打一结,左、右两底角从侧面部提起,

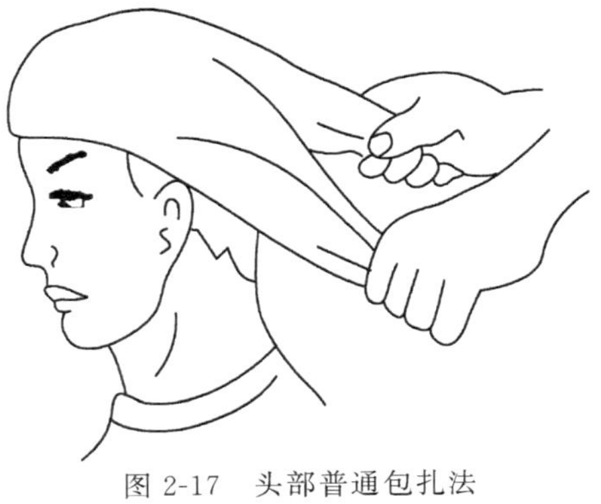

图 2-17 头部普通包扎法

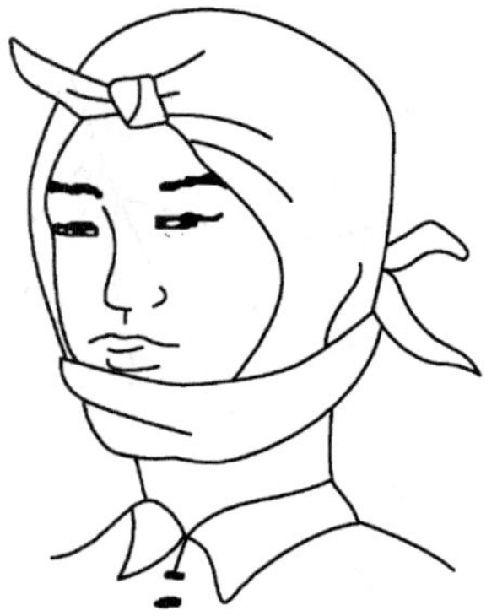

图 2-18 头部风帽式包扎法

形成面具样。拉紧左、右底角并压住底边，两底角交叉后绕至前额打结。在眼、口和鼻孔处剪一小洞(图 2-19)。

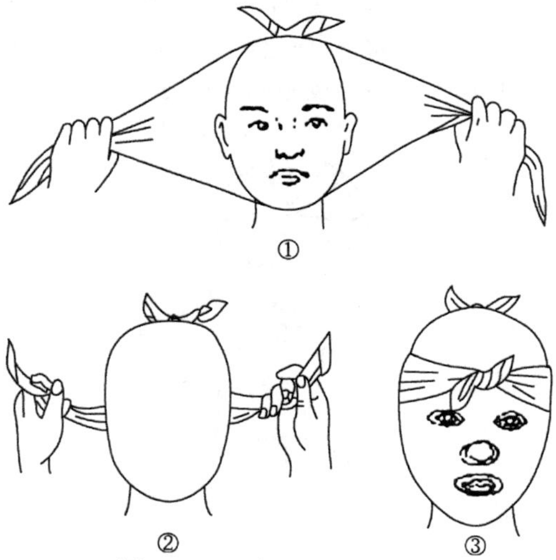

图 2-19 面部面具式包扎法

4. 肩部包扎法　将三角巾尾角向上，放在伤侧肩上，大片向上盖住肩部及上臂上部打结，两底角分别经胸、背拉到对侧肢下打结(图 2-20)。

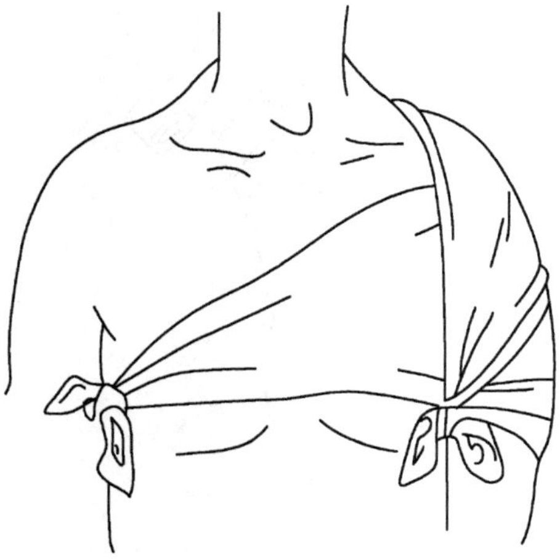

图 2-20 肩部包扎法

5. 胸部包扎法　把三角巾底边横放在胸部创伤部位的下方，顶角越过伤侧肩的上方转到背部，使三角巾中央部盖住伤侧的胸部。左右底角在背部打结，顶角和左右底角打的结会和在一起并打结(图 2-21)。

6. 背部包扎法　包扎背部方法与胸部相同，只是位置相反，打结于胸前。

7. 腹部包扎法　把三角巾底边横放在腹部受伤部位的上方，顶角向下。两底角向后绕到腰部打结。顶角由两腿间拉向后与左右两底角打结(图 2-22)。

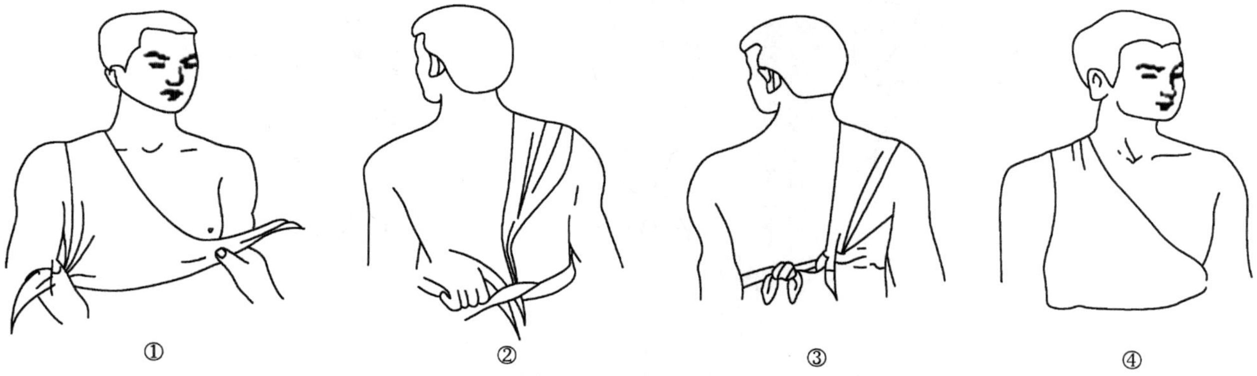

图 2-21 胸部包扎法

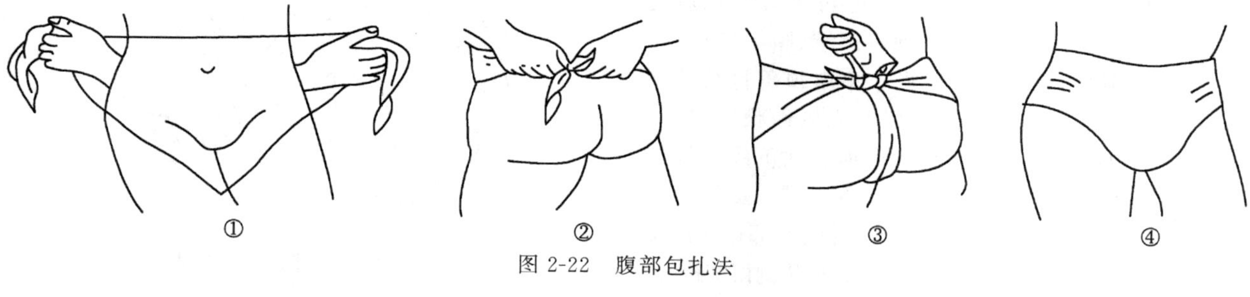

图 2-22 腹部包扎法

8. 双臀部包扎法　将两块三角巾顶角打结联在一起，然后放在腰部，提起上面两角围绕腹部并打结，下面的两角，各绕至大腿与相对的底边打结（图2-23）。

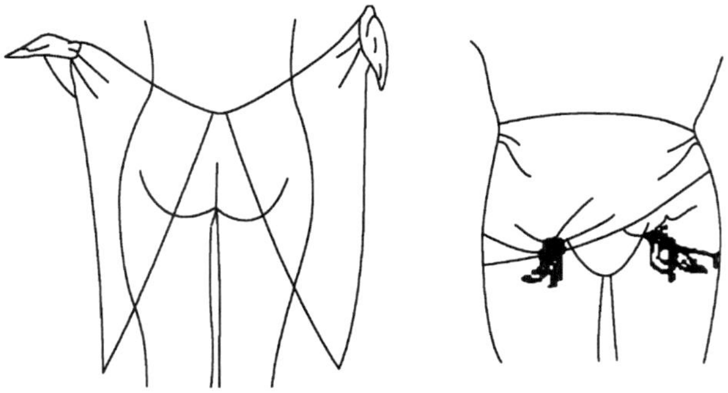

图2-23　双臀部包扎法

五、固　　定

固定是针对骨折的急救措施，通过固定，可以限制骨折部位的移动，减轻患者的疼痛，避免骨折断端因摩擦刺伤神经、血管和皮肤，而且便于患者的转运。

（一）骨折临时固定方法

1. 尺桡骨骨折　将前臂屈曲，用三角巾悬吊于胸前，顶角对着伤臂的肘部，伤臂放在三角巾中部，三角巾的两底角按在颈后或侧方打结，将顶角折回，用别针固定（图2-24）。

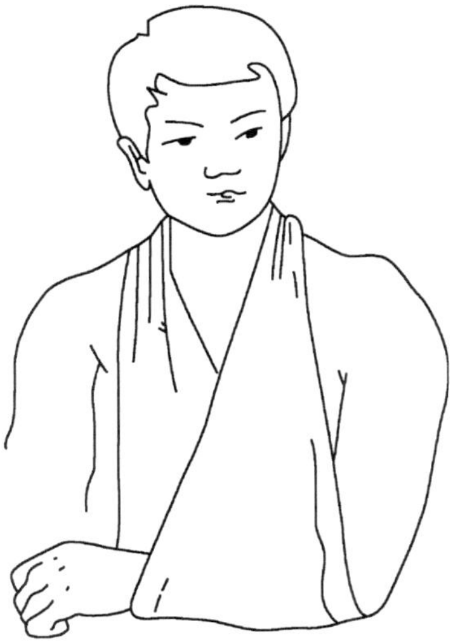

图2-24　尺桡骨骨折临时固定

2. 肱骨骨折　将患肢屈肘位，用一长夹板置于上臂后侧，另一短夹板放于上臂前内侧，在骨折部位上下两端固定，用三角巾将上肢悬吊，固定于胸前（图2-25）。

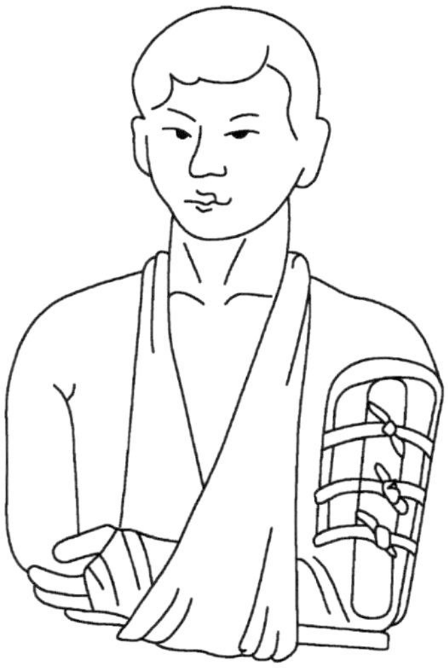

图2-25　肱骨骨折临时固定

3. 锁骨骨折　用毛巾垫于两腋前上方，将三角巾折叠成带状，两端分别绕两肩成“8”字形，尽量使两肩向外、向上后张，拉紧三角巾的两头在背后打结（图2-26）。

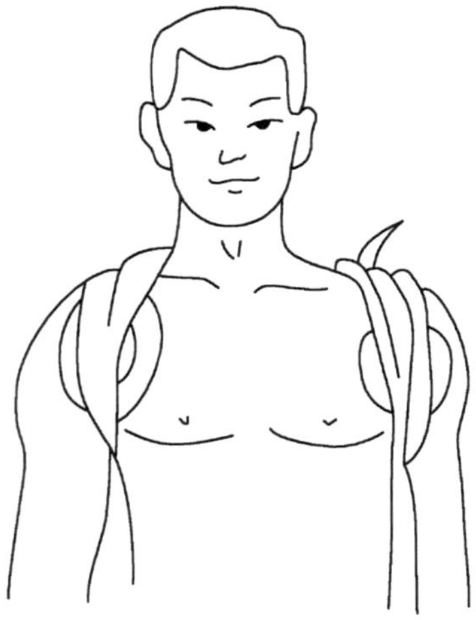

图2-26　锁骨骨折临时固定

4. 大腿骨折　将患腿呈伸直位后，用两块夹板，其中放在大腿外侧的夹板，上端应达腋窝，下端过足跟。放在大腿内侧的夹板，上端应达大腿根部，下端应过足跟，再用绷带或三角巾缠绕固定两夹板（图2-27）。

5. 小腿骨折夹板固定法　将伤侧下肢呈伸直位，两夹板的上端均应置于膝关节的上方，下端均应过足跟。同时，两夹板应分别放在伤侧小腿的内侧和外侧，再用绷带或三角巾缠绕固定之。

6. 脊柱骨折　平稳地将伤员俯卧移至硬板上，可用绷带将伤员固定于木板上，使脊柱保持于中立位（图2-28）。

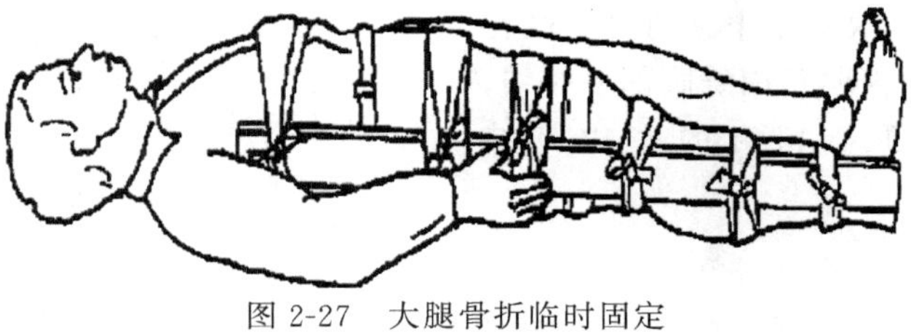

图 2-27 大腿骨折临时固定

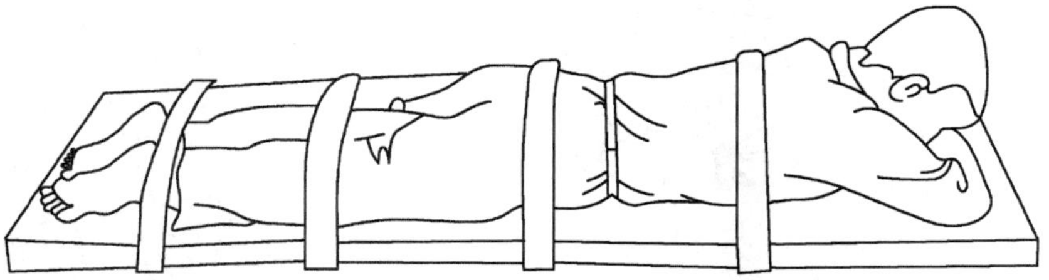

图 2-28 脊柱骨折临时固定

（二）骨折临时固定应注意的事项

1. 固定骨折部位前如有伤口和出血，应先止血，包扎，然后再固定骨折部位，如发现呼吸和（或）心搏停止，应先行心肺复苏。

2. 对开放性骨折伴骨折断端明显外露的患者，应尽可能把伤肢摆正成正常的位置，让骨折断端自然回缩（严禁人为地将断端送回组织内），随后再行包扎和固定。

3. 夹板与皮肤之间应填隔棉花、碎布或毛巾等软衬垫，从而使固定更加牢靠，并可减少皮肤损伤。

4. 为使骨折处能稳固、牢靠，固定时夹板要超过骨折处上方和下方的两个关节。

5. 须将手指或足趾末端露出，如发现苍白、青紫、冰冷和麻木等现象，说明缚得太紧，应解开重新固定。因为固定过松不能达到固定的目的，过紧又会影响到血液循环，甚至引起肢体的坏死。

6. 上肢固定时，应呈屈肘位；下肢固定时，肢体要伸（拉）直。

第 4 节　现场急救后转运

危、重伤病员经现场急救后，要迅速而安全地运送到医院或急救中心，以接受更完善的诊治。正确的转运对病人的预后也至关重要，有时甚至是康复是否成功的先决条件。不论何种搬运方法，都要求稳妥、迅速、安全、避免颠簸，不得造成新的并发症。

伤病员搬运术

有徒手搬运和器械搬运两种。

（一）单人徒手搬运法

1. 搀扶　由一位救护人员托住伤病员的腋下，也可由伤病员一手搭在救护人员肩上，救护人员用一手拉住，另一手扶伤病员的腰部，然后与伤病员一起缓慢移步。搀扶法适用于病情较轻、能够站立行走的伤病员。作用是不仅给伤病员一些支持，更主要能体现对伤病员的关心（图 2-29）。

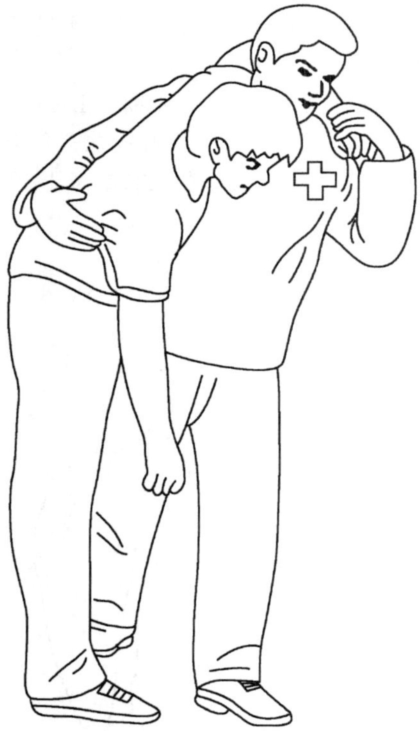

图 2-29 搀扶法

2. 背法　救护人员先蹲下，然后将伤病员上肢拉向自己胸前，使伤病员前胸紧贴自己后背，再用双手钩住伤病员的大腿中部，使其大腿向前弯曲，然后救护人员站立后上身略向前倾斜行走（图 2-30）。

3. 手托肩掮法　将伤病员掮上，伤病员的躯干绕颈背部，其上肢垂于胸前，搬运者一手压其上肢，另一手托其臀部（图 2-31）。

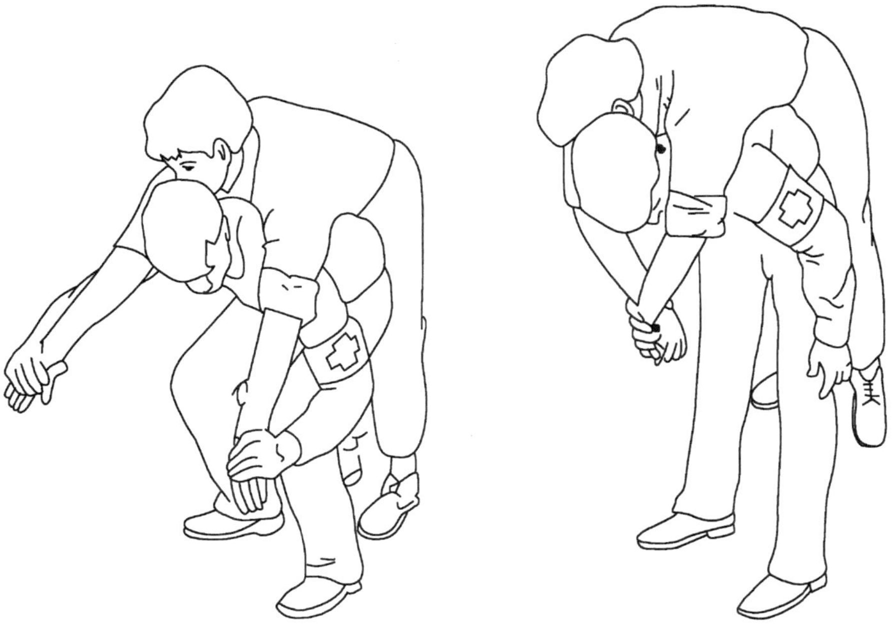

图 2-30 背法

4. 抱持法 病人如能站立,救护者站于病人一侧,一手托其背部,一手托其大腿,将其抱起,可让其一手抱住救护者的颈部(图 2-32)。

(二) 双人搬运法

1. 双人搭椅 由两个救护人员对立于伤病员两侧,然后两人弯腰,各以一手伸入伤病员大腿下方而相互十字交叉紧握,另一手彼此交替支持伤病员背部;或者救护人员右手紧握自己的左手手腕,左手紧握另一救护人员的右手手腕,以形成口字形。这两种不同的握手方法,都形成类似于椅状而命名(图 2-33)。

2. 拉车法 两个救护者一人站在病人头部,两手插到腋下,将其抱在怀内,另一人站在其足部,跨在病员两腿中间,两人步调一致将病人慢慢抬起(图 2-34)。

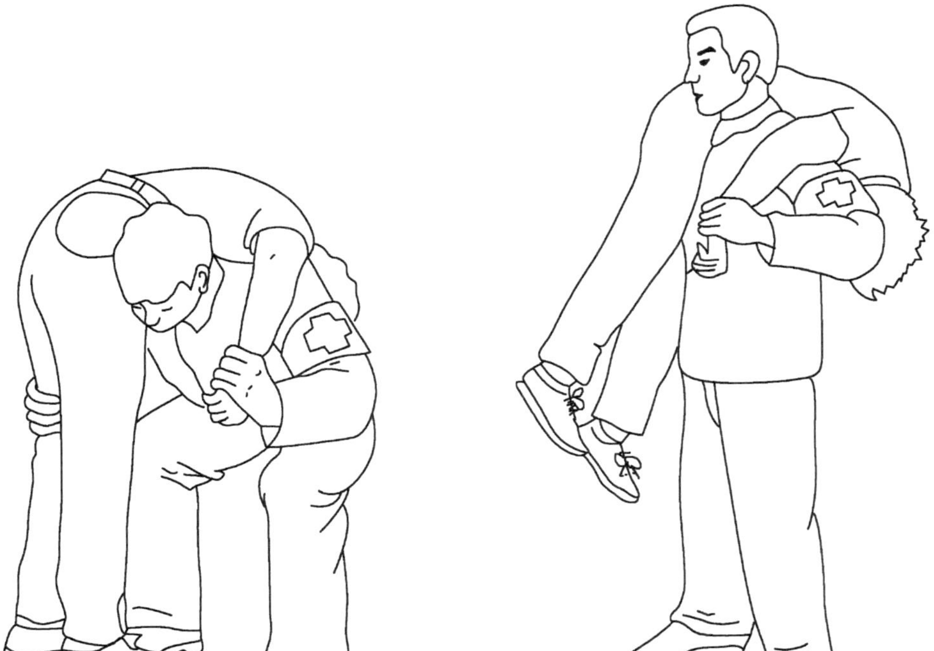

图 2-31 手托肩掮法

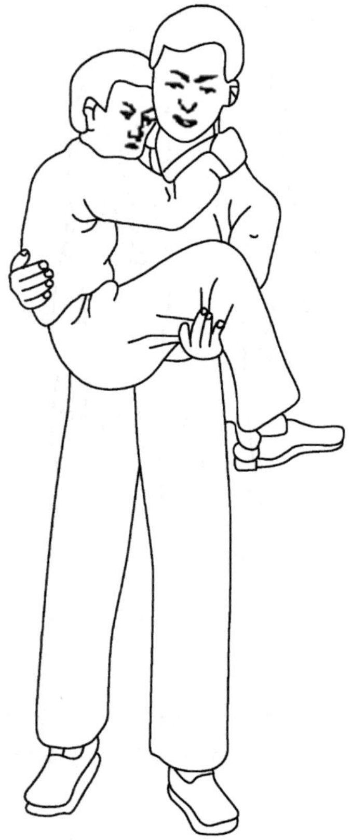

图 2-32　抱持法

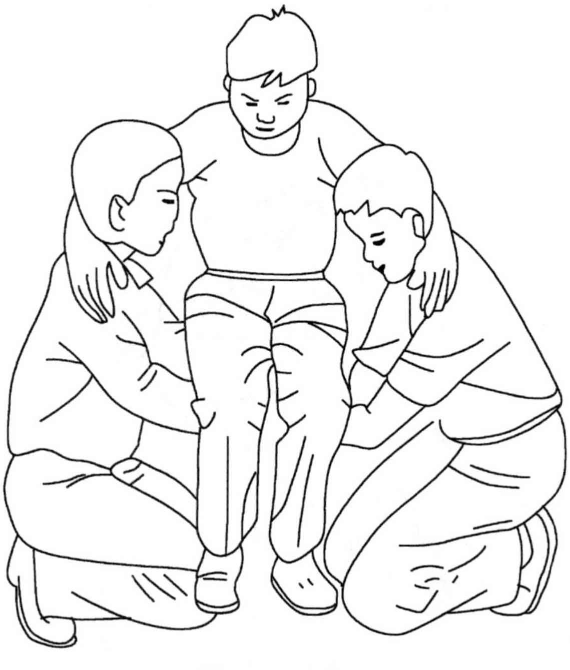

图 2-33　抱持法

（三）三人搬运或多人搬运法

适用于路途较近、体重较重的病人。可以三人并排，将患者抱起齐步一致前进。多人可面对面站立把患者抱起(图 2-35)。

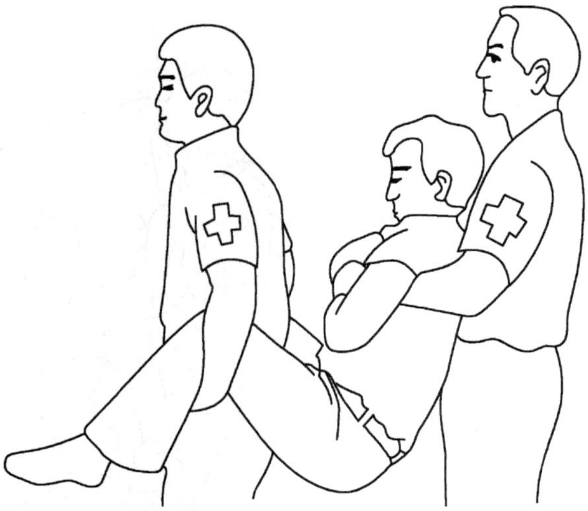

图 2-34　抱持法

（四）器械搬运

是指用担架(包括软担架、移动床轮式担架)等现代搬运器械或者利用床单、被褥、竹木椅、木板等作为搬运器械(工具)的一种搬运方法。

1. 担架搬运　担架搬运是院前急救最常用的方法。目前最常使用的担架有普通担架和轮式担架等。担架搬运一般由 3～4 人合成一组，患者头部向后，足部向前，这样后面担架的人可以随时观察患者的变化。抬担架人脚步、行动要一致，平稳前进。向高处抬时，前面的人要放低，后面的人要抬高，以使患者保持在水平状态；下台阶时相反。

2. 床单、被褥搬运　遇有窄梯、狭道，担架或其他搬运工具难以搬运，且天气寒冷，徒手搬运会使伤病员受凉的情况下所采用的一种方法。搬运步骤为：取一条牢固的被单(被褥、毛毯也可)平铺在床上，将伤病员轻轻地搬到被单上，然后半条被单盖在伤病员身上，露出其头部(俗称半垫半盖)，搬运者面对面紧抓被单两角，脚前头后(上楼则相反)缓慢移动。

（五）特殊病人的搬运

1. 脊柱损伤的病人　不可任意搬运或扭曲其脊柱部，严禁背运等屈曲位搬运，应有 3 人或 4 人同侧托起病人的头部、肩背部、腰臀部及两下肢，平放于硬质担架或硬板上(图 2-36)。

2. 昏迷病人　昏迷病人咽喉部肌肉松弛，仰卧位易引起呼吸道阻塞。此类病人宜采用平卧头转向一侧。搬运时用普通担架或活动床。

（凌　斌）

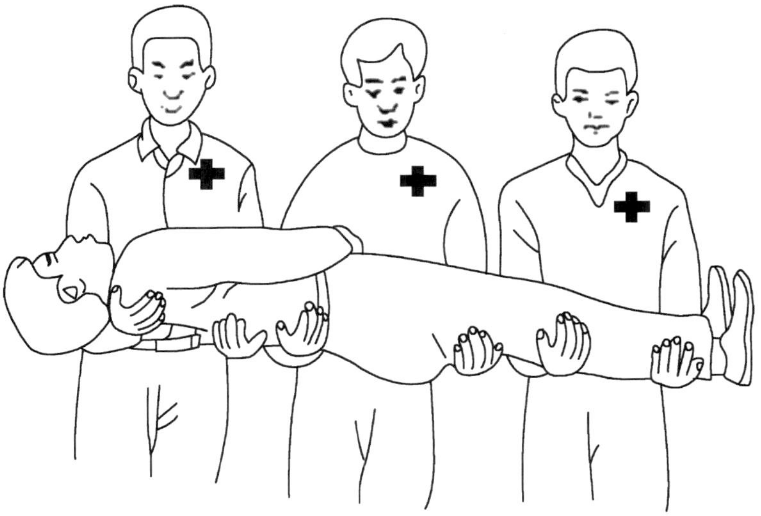

图 2-35 多人搬运法

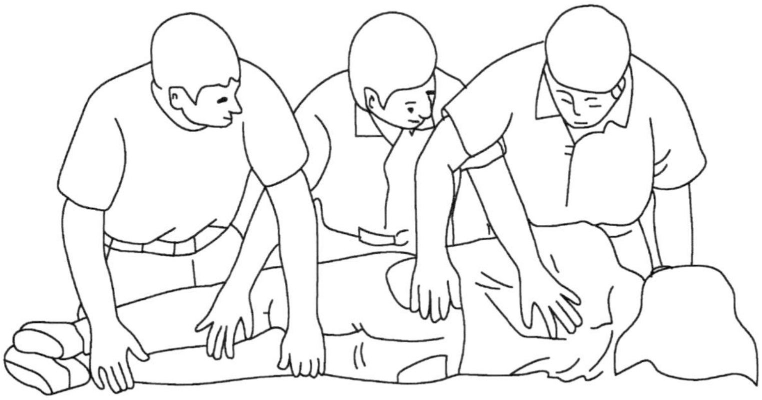

图 2-36 脊柱损伤的病人搬运法

目标检测

一、名词解释

1. 院前急救 2. 分诊

二、填空题

1. 院前急救原则包括______、______、______和______。
2. ______、______和______被认为是院前急救的三大要素。
3. 常用的止血方法包括______、______、______和______。
4. 止血带一般应用时间为__________。

三、选择题

1. 国际上正式承认急诊医学为一门独立学科是在哪一年( )
   A. 1972 年 B. 1982 年
   C. 1979 年 D. 1980 年
   E. 1966 年
2. 下列哪项不属于急诊医学的研究范围( )
   A. 危重病医学 B. 灾害医学
   C. 流行病学 D. 复苏学
   E. 急诊医疗体系
3. 一位伤者触高压电倒下,心跳呼吸停止,立即采取的措施为( )
   A. 立即使伤者脱离高压电区
   B. 立即心肺复苏
   C. 立即拨打 120 电话
   D. 去叫人一同抢救
   E. 立即进行护理体检
4. 院前急救与传统的就诊最大区别是( )
   A. 医疗技术 B. 护理技术
   C. 急救药品 D. 急救器材
   E. 工作模式
5. 一急诊创伤病人同时出现下列几种以上的病情,你首先抢救哪一种( )
   A. 伤口渗血 B. 休克
   C. 内脏脱出 D. 窒息
   E. 骨折

6. 某病人因车祸被抬入急诊室。CT检查显示颅内有血肿，量约30ml，合并下颌骨开放性骨折。并有舌后坠，抢救原则首先是(　　)
   A. 降低颅内压　B. 下颌骨结扎固定
   C. 补充血容量　D. 保持呼吸道通畅
   E. 开颅手术

四、简答题

1. 院前急救原则有哪些？
2. 简述常用外伤急救技术。
3. 外伤急救注意事项有哪些？

第3章　心搏骤停与心肺脑复苏

学习目标

1. 掌握CPR、CPCR的概念
2. 熟悉心搏骤停的原因
3. 掌握心搏骤停的诊断依据
4. 掌握心搏骤停的现场急救要点

一切挽救垂危患者生存及功能的急救措施统称为复苏。针对呼吸、心搏骤停所采取的急救措施称心肺复苏(cardiopulmonary resuscitation,CPR)。在接受心肺复苏而存活的患者中有10%～40%的患者遗留永久性脑损伤,鉴于心肺复苏的最终目的是达到脑功能的恢复,因此在心、肺复苏的同时加强脑组织保护及功能恢复,自二十世纪八十年代初逐渐发展成为复苏的重要组成部分,将心肺复苏扩展为心肺脑复苏(cardiopulmonary cerebral resuscitation,CPCR)。

一般呼吸、心搏停止4～6分钟的时间内,机体生命器官的细胞还没有发生不可逆的病理变化,抢救及时可挽回患者的生命,这段时间称为临床死亡。超过临床死亡的时限,脑细胞发生变性和坏死,脑功能不可恢复,而出现脑死亡即生物死亡。因此心搏骤停的患者应在4分钟内进行心、肺复苏,复苏的时间越早,成功的概率越高。

☞考点:CPR与CPCR概念

链接

时间就是生命——心搏骤停后的严重后果以秒计算

10秒——意识丧失、突然倒地
30秒——"阿-斯综合征"出现
60秒——自主呼吸逐渐停止
180秒——开始出现脑水肿
360秒——开始出现脑细胞死亡
480秒——"脑死亡"

第1节　心搏骤停

心搏骤停(cardiac arrest)亦称心脏骤停,指各种原因引起的心脏突然停止搏动,有效泵血功能消失,造成全身组织细胞缺血、缺氧,若未及时正确地抢救,将导致心、脑、肾等重要脏器功能受损,最终导致死亡。因此,面对此状况应注重两点:诊断及时性和复苏的时效性,以便挽回病人生命。

一、心搏骤停的原因

1. 心脏因素　最常见的原因是急性心肌梗死、病毒性心肌炎、严重的心律失常、心肌病、先天性心脏病,预激综合征也可以导致心搏骤停。

2. 呼吸因素　呼吸中枢严重疾病及各种原因造成的呼吸道梗阻。

3. 麻醉和手术刺激　麻醉药过量、高度致敏、术中大出血、过度牵拉内脏引起副交感神经反射等因素。

4. 水、电解质及酸、碱平衡严重紊乱　如高钾血症、低钾血症、严重缺氧和二氧化碳潴留。

5. 急性大失血　出血量较大,心排出量不能满足心、脑血液供应时,即可发生心搏骤停。

6. 意外事故　严重损伤、溺水、车祸、电击、自缢、药物中毒及过敏等。

二、心搏骤停的类型

1. 心脏停搏　此时心脏一切活动消失,处于静止不动的状态。心电图上无心室活动的波形,呈一直线或偶见P波(图3-1)。

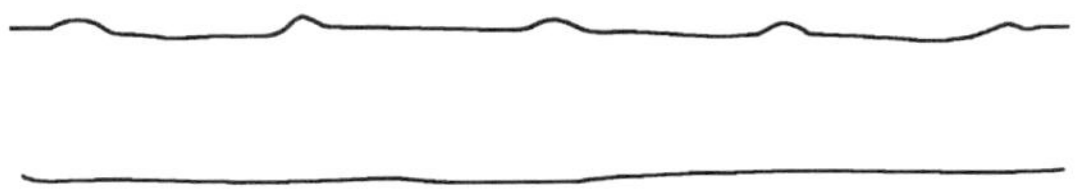

图3-1　心脏完全停搏

2. 心室颤动　此型最常见,恢复自主心搏的可能性也最大。心电图表现为不规则的室颤波(图3-2)。

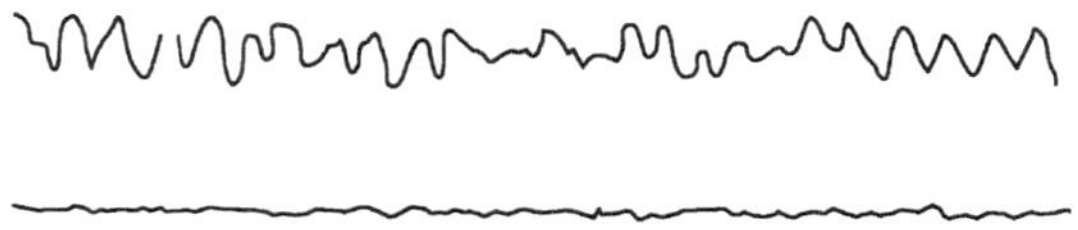

图3-2　心室颤动

3. 心电-机械分离　指心肌完全停止收缩但仍有生物电活动。心脏有缓慢而无效的自主心跳,但是心脏无排血功能。心电图上表现为缓慢、低幅而宽的心室波(图3-3)。

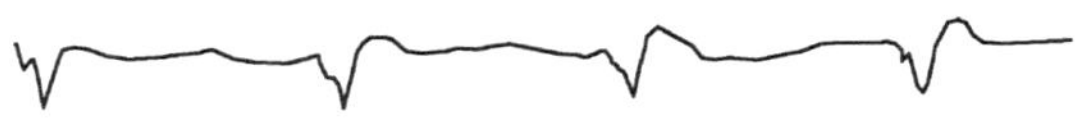

图3-3　心电-机械分离

三、心搏骤停的诊断

以下三项常作为判定心搏骤停的依据：①清醒病人意识突然消失。②大动脉搏动消失。③呼吸动作停止。争取在10～20秒内作出判断。另有心音听不到、血压测不到，瞳孔散大对光反射消失、面色发绀、手术过程中渗血突然停止、心电图表现等，但绝不能等这些指标一一验证才进行复苏，以免延误抢救时机。

发现患者出现意外，轻拍或摇动其肩部，并且大声呼唤患者，如“喂！你怎么了?”，同时检查瞳孔大小，压眶反射，若仍无反应，即可判定为意识丧失。判断呼吸有无。以手指触到患者喉结，再滑向一侧判定颈动脉搏动是否消失(图3-4)，触摸颈动脉搏动时不要用力太大以免阻断仅有的血流，时间应在10秒以内。判定心搏骤停后，应立即向周围呼救，并开始进行复苏抢救。

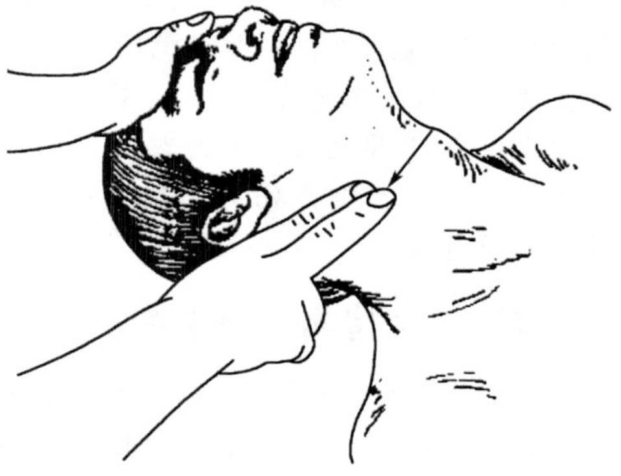

图3-4　判定有无颈动脉搏动

☞考点：心搏骤停主要诊断依据(①清醒病人意识突然消失。②大动脉搏动消失。③呼吸动作停止)与参考依据(心音听不到、血压测不到，瞳孔散大、对光反射消失、面色发绀、手术过程中渗血突然停止、心电图表现)

四、心肺脑复苏的步骤

国际标准心肺脑复苏的步骤为三期：

1. 初期复苏　又称基础生命支持(basic life support，BLS)，即现场进行的急救措施，旨在迅速恢复气体交换及循环灌注。

2. 后期复苏　又称高级生命支持(advance life support，ALS)，为专业技术人员借助仪器、设备及药物维持呼吸和循环，旨在达到最好的复苏效果。

3. 复苏后治疗　又称长期生命支持(period life support，PLS)，即初期复苏完成后便开始的较长时间的一系列巩固复苏效果，提高复苏价值的进一步系统处理。旨在促进脑功能的恢复及防治各脏器功能衰竭。

第2节　心肺脑复苏

心搏骤停后，循环也就停止。在常温下，心跳停止3秒患者既感到头晕；10～20秒可发生昏厥或抽搐；1分钟后瞳孔散大，呼吸同时停止，也可在30～60秒后停止；4～6分钟后脑细胞发生不可逆性损害。所以，对心搏骤停的抢救注重强调争分夺秒、时间就是生命的意识。同时处理好心脏和呼吸复苏、防治脑水肿和纠正酸中毒三个关键环节。

链接

心肺复苏成功率与开始CPR的时间密切相关

心搏骤停1min内实施CPR——成功率＞90%

心搏骤停4min内实施CPR——成功率约为60%

心搏骤停6min内实施CPR——成功率约为40%

心搏骤停8min内实施CPR——成功率约为20%，且往往是植物人

心搏骤停10min内实施CPR——成功率几乎为0

一、基础生命支持

是指对心跳、呼吸骤停患者迅速建立人工循环和气体交换，维持心、脑等重要脏器血供，以维持基本生命活动的抢救过程。为使复苏措施更加有效，应将患者仰卧于坚实的平面上。若患者在软床上，应在其身下垫以硬木板，头低足略高位。如患者呈俯卧位，则应将患者的头、肩和胯作为一个整体同轴翻转成仰卧位。初期复苏的内容目前归纳为CAB三步骤，C(circulation)为建立有效的人工循环，A(airway)指保持呼吸道通畅，B(breathing)为进行有效的人工呼吸。心脏按压及人工呼吸目前仍然是现场初期复苏最有效、最主要的措施。

☞考点：现场急救CAB三步骤。[C(circulation)为建立有效的人工循环，A(airway)指保持呼吸道通畅，B(breathing)为进行有效的人工呼吸]

（一）心脏按压

1. 胸外心脏按压(external chest compression)

(1) 体位：患者仰卧于硬板床或地面上，头部与心脏在同一水平，以保证脑血流量，抬高下肢，以增加回心血量。术者紧靠患者胸部一侧，站立地面或脚凳上，或采用跪式体位。

(2) 按压部位：胸骨中下1/3交界处(图3-5)。

(3) 按压方法：术者双手掌叠加，双肘伸直，借身体和上臂的力量按压，使胸廓下陷至少5cm，然后迅速放松，让胸廓自行复位，如此有节奏地反复进行。按压与放松的时间大致相等，放松时手掌根部不得离开按压部位，以防再次按压时拍打胸壁，按压频率至少100次/分。小儿患者，用一手掌根部置于患儿胸骨中下部垂直向脊柱方向施力，使胸廓下陷2～3cm，按压频率仍为至少100次/分；如是婴儿，则用两手托住背部，用两个拇指进行按压，按压频率亦为至少100次/分，使胸廓下陷1～2cm(图3-6)。

☞考点：胸外按压方法。(双手掌叠加，双肘伸直、部位在胸骨中下1/3交界处、胸廓下陷至少5cm、按压频率至少100次/分)

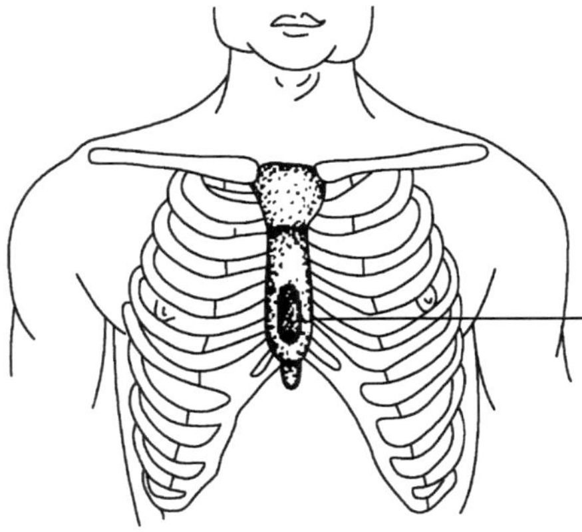

图3-5 胸外心脏按压位置

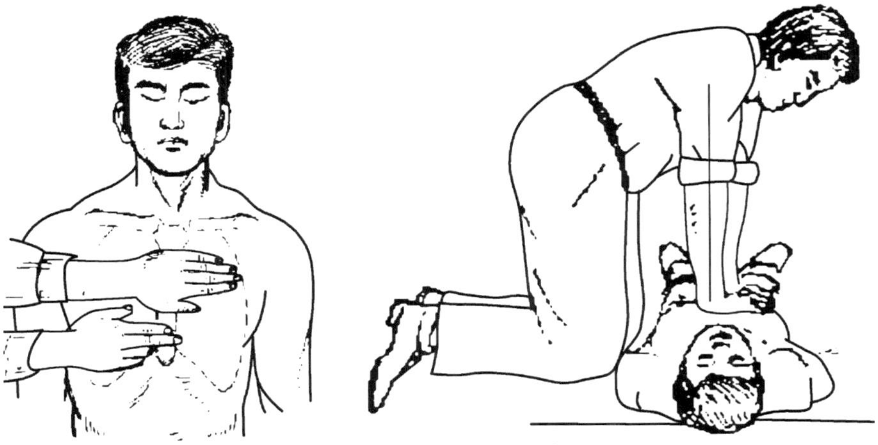
图3-6 胸外心脏按压示意图

(4) 按压与通气的配合：对成人实施单人或双人抢救时按压通气比为30 ∶ 2进行；对儿童或婴儿实施抢救时按压通气比为单人30 ∶ 2，双人15 ∶ 2；胸外按压与人工呼吸以30 ∶ 2比率进行五个周期的循环，其中胸外按压频率为至少100次/分钟；人工吹气每次持续1秒钟以上，人工呼吸频率为10～12次/分钟。

(5) 并发症：如按压位置不当，用力过猛，可能出现肋骨骨折、气胸、心包积血、肝破裂等并发症。

2. 胸内心脏按压　如胸外心脏按压无效或出现肋骨骨折、心包填塞、气胸等并发症不能胸外按压时，应进行胸内心脏按压。经过简单消毒铺单，切开胸壁，用手直接挤压心脏，有单手挤压和双手挤压两种方法，挤压频率60～80次/分钟。胸内心脏按压的效果确切，其脑血流量和冠状动脉血流量比胸外心脏按压明显增高。

3. 插入式腹部加压心肺复苏　方法是在胸部按压的间歇期由另一位救护人员进行腹部按压，腹部按压的速率与胸部按压相等，将双手放在中腹部，当胸部按压时腹部放松，当腹部按压时胸部放松。这样增加了回心血流量；保护肝脏不被损伤；减少了胃内胀气；提高了复苏成功率。

心脏按压有效的指标为：有大动脉搏动，收缩压在60 mm Hg以上，且瞳孔缩小、发绀好转、神志逐渐恢复、自主呼吸逐渐建立。

（二）保持呼吸道通畅

开放气道并保持气道通畅是复苏的重要措施。

1. 清除异物　昏迷患者由于舌后坠、呼吸道内的分泌物、呕吐物或其他异物，易致呼吸道梗阻。清理时将其身体及头部同时侧转，并迅速用一个或两个手指从口角处插入取出异物。

2. 通畅呼吸道　其方法有以下几种(图3-7)：

(1) 仰头举颏法：术者位于患者一侧，一手置患者前额向后加压使头后仰，另一手的手指置于下颏外之下颌骨上，将颏部上举。

(2) 托下颌法：术者位于患者头侧，用双手托住患者两侧下颌角向上牵拉，使头后仰，同时两拇指可将下唇下拉，使口腔通畅。

（三）人工呼吸

人工呼吸(artificial respiration)就是用人工的方法推动患者的肺、胸廓、膈肌活动进行气体交换。

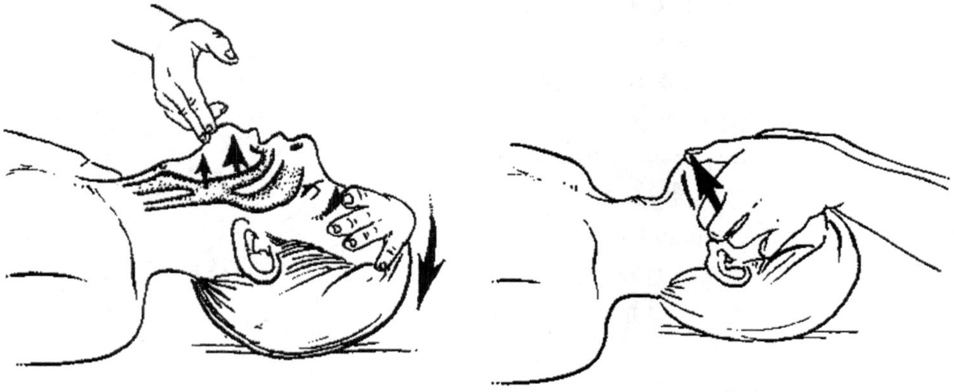

图 3-7 气道开放示意图

1. 口对口人工呼吸 如果发现病人没有自主呼吸，应先进行 2 次人工呼吸，每次人工呼吸的吹气时间应大于 1 秒钟，并可看到胸廓起伏，胸廓起伏为人工呼吸有效的标志。操作时术者以置于前额处手的拇、食指轻轻捏住患者的鼻孔，深吸一口气，将嘴张大，用口唇包住患者口部，用力将气体吹入，眼睛的余光观察患者胸部变化。每次吹气后即将捏鼻的手指放松，患者借助肺和胸廓的自行回缩将气体排出。成人潮气量约为 500～600 ml。应避免过度通气而导致心输出量下降。如果吹气时阻力过大，应重新调整呼吸道的位置或清除呼吸道内的异物或分泌物。吹气频率，有心跳者，成人 10～12次/分，儿童及婴幼儿 10～20次/分钟（约 3～5 秒钟吹气一次）（图 3-8）。

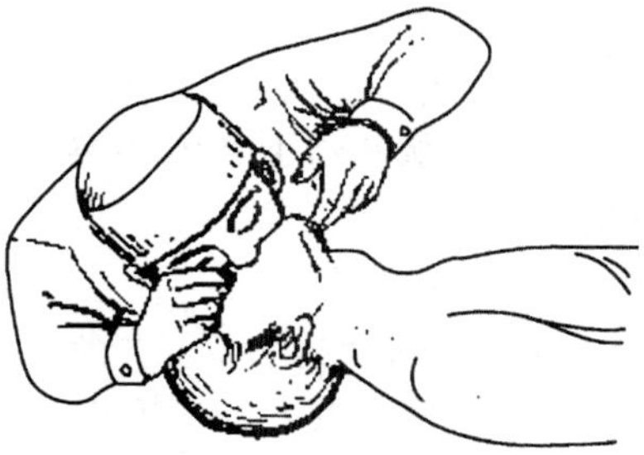

图 3-8 口对口人工呼吸

2. 口对鼻人工呼吸 适用于口周外伤或张口困难的患者。术者一手将患者前额向下推，另一手将颏部向上抬，使上下唇闭拢，术者深吸一口气将口唇包住患者鼻孔，用力吹气，吹气后放开患者口唇使气呼出。

3. 口对口鼻人工呼吸 对婴幼儿可将口鼻同时封住进行吹气。

注意事项：①每次吹气不要过猛，以免将气体吹入胃内。②可以将纱布或手绢覆盖在患者的口鼻处，以免交叉感染。③呼吸道有异物或有义齿者，应该清除异物取出义齿。④人工呼吸每次吹气时间应为 1 秒钟以上，为避免过度吹气或过用力，在吹气前不要深吸一口气。

（四）快速除颤

2010 国际心肺复苏新指南推荐快速使用自动体外除颤器除颤。

案例 3－1

患者包某，女性，55 岁。近十余分钟前倒在路边被人发现后报 120，约 10 分钟到达现场时发现患者已意识丧失，呈临终呼吸状态，体检：双瞳孔扩大，对光反射迟钝，颈动脉搏动、心音、呼吸音均消失。此时在其包内发现有治疗哮喘的药物。当时判断患者可能为急性哮喘发作致心搏骤停。即刻予以气管插管建立有效呼吸支持，开放静脉后即予以胸外心脏按压，应用肾上腺素、阿托品静脉推注，胸外按压约五分钟后心律转复为窦性心律，室性早搏。补液中加用多巴胺、阿拉明、可拉明、洛贝林，纳洛酮静脉推注，送院途中约五分钟后出现自主呼吸，到院继续抢救，数小时后苏醒，但意识模糊，近事遗忘，烦躁不安，呼吸急促，大汗淋漓。到第二天清晨，患者意识恢复正常，无不适主诉，留院观察。患者出院后状况良好。

二、高级生命支持

高级生命支持又称进一步生命支持，是基础生命支持的继续，是在基础生命支持的基础上，医护人员使用各种机械和药物，促进患者自主循环和呼吸恢复的过程。主要措施包括：气管插管并行机械通气、监测、电击除颤与起搏、建立静脉通道、给药等。

（一）维持呼吸

现场气道通畅和异物清理常不够理想，为了更好的保持气道通畅、提供氧气和维持呼吸，常需行进一步处理，维持呼吸过程也由直接人工转为利用辅助呼吸设备进行。

1. 简易气囊呼吸器 此法简单而有效，院外或急诊急救尤为适用，因而可用于现场急救的初期复苏的过程中。呼吸囊内有单向活瓣，挤压时气体只能吹入肺内,呼气时气体只能排入大气。在吹入的间隙,呼吸囊自动恢复吸入外界空气。在呼吸囊上还有一个连接管,可以接入氧气提高吸入氧的浓度。简易呼吸器也可以连接气管插管,可获得最佳通气和供氧效果,并通过呼吸器维持呼吸和供氧。

应用时采取颈仰位,清除口腔与喉中异物;一手将面罩紧扣口鼻,并用拇指和食指紧紧按住,其他的手指则提起下颌,另一手挤压呼吸囊,将囊内气体规律的吹入患者的呼吸道,成人10～12次/分钟,小儿10～20次/分钟;松开呼吸囊时,借助胸廓的弹性回缩使肺内气体"呼"出。在操作中注意观察患者胸部有无起伏、嘴唇及面部颜色变化、单向阀工作是否正常(图3-9)。

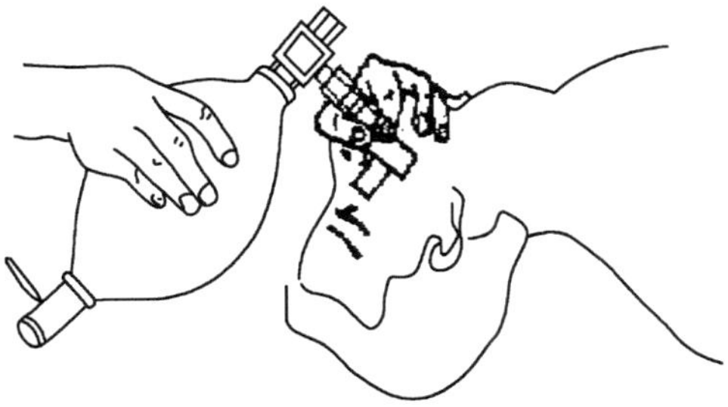

图3-9 用简易呼吸器行人工呼吸

2. 便携式呼吸机 是利用氧气和电源作为动力进行自动机械通气,可提供特定的潮气量、呼吸频率以及通气量,尤其适用于转运途中已气管内插管的患者。

3. 麻醉机 所有麻醉机均可用于呼吸支持,常用于手术中抢救,通过气管内插管给氧,且可控制呼吸。

4. 多功能呼吸器 呼吸频率、节律、通气量完全由呼吸机按预定参数控制,不仅能取代患者的自主呼吸,而且能改善患者的某些呼吸的病理生理状态。可以根据需要调压、调频、调容、调时。

(二)复苏用药

1. 给药途径

(1) 静脉内给药:是最常用的给药途径,为保证复苏用药顺利进入循环,必须建立通畅的静脉输液通路,一般多采用上腔静脉系统静脉内给药,最好行颈内静脉或锁骨下静脉插管。

(2) 经气管给药:气管内给药比开放静脉快捷方便,并且迅速通过黏膜吸收入血,也可以将药物经环甲膜穿刺注入气管。

(3) 心内注射:因有损伤冠状血管和心肌的可能,而且操作影响心肺复苏正常进行,故目前已不主张应用。

2. 用药目的 增强心肌应激性和心肌收缩力,防止心律失常;补充水电解质,纠正酸中毒;防治脑水肿。

3. 常用药物

(1) 肾上腺素:复苏首选药物,它能兴奋心肌自主收缩和传导,使心肌收缩力加强,心输出量增加并使心室细颤转为粗颤,使除颤效果加强。剂量每次0.5～1.0mg,必要时每5分钟可重复给药。但是总剂量不超过0.2mg/kg。

(2) 利多卡因:是治疗室性心律失常的有效药物。经电除颤后,持续或反复发作的心室颤动或室性心动过速,利多卡因为首选药物。首次量1mg/kg静脉注射,然后根据需要每5～10分钟静脉注射0.5～1.5mg/kg,必要时2～4mg/分钟的速度静脉滴注。

(3) 阿托品:能降低心肌迷走神经的张力,提高窦房结的兴奋性,促进房室传导,对窦性心动过缓有较好疗效,尤其适用于有严重窦性心动过缓合并低血压、低组织灌注或合并频发室性早搏者。严重窦性心动过缓时,异位心电活动亢进,可诱发室颤。如以阿托品使心率增快达60～80次/分左右,不仅可防止室颤的发生,而且可增加心输出量。心脏停搏时阿托品用量为1.0 mg静注,心动过缓时的首次用量为0.5 mg,每隔5分钟可重复注射,直到心率恢复达60次/分以上。

(4) 碳酸氢钠:纠正酸中毒的药物,早期不主张使用,患者经过机械通气、电击除颤及注射一次肾上腺素后,在血气分析的指导下使用。

(5) 纳洛酮:可有效地拮抗心脏骤停后产生的吗啡样物质,兴奋呼吸。应尽早使用,静脉注射2mg,以后每30分钟可重复静脉注射2mg。

(三)电除颤

发现心室颤动应立即进行电除颤,这是室颤最有效的治疗方法。

在心脏停搏中以心室颤动的发生率最高,在医院外发生心脏停搏者,85%以上的病人开始都有室性心动过速,很快转为室颤,电除颤是目前治疗室颤的唯一有效方法。发生室颤后几分钟内即可发展为心室停顿,复苏也更加困难。因此,凡具备除颤条件者,应尽快施行电除颤。

如果已开胸,可将电极板直接放在心室壁上进行电击,称胸内除颤。将电极板置于胸壁进行电击者为胸外除颤。

现场救治多用自动体外除颤器(AED),具有心律自动分析和诊断功能。心肺复苏中推荐CPR与AED联合应用。一旦发现需要救治者,首先启动紧急医疗服务系统(EMS),并立即开始CPR;先施行5个循环的CPR(30次胸外按压和2次人工呼吸为一个循环)后再进行电除颤,除颤后应立即开始CPR。除颤器有单相和双相波形两种。单相波形除颤器首次电击能量多数人推荐为360J,重复除颤仍为360J。双相波电除颤使用150～200J即可有效终止院前发生的室颤。小儿胸外电除颤的能量一般为2～4J/kg。与单相波除颤器相比较,低能量的双相波电除颤在终止室颤的效果方面更为有效。

胸外除颤方法及注意事项 ①将一电极板置于患者胸骨右缘第2、3肋间，另一个置于心尖部，两电极板相距10cm以上。②接上电源线和地线，并将电源开关转到“交流”位置，若无电源，则将电源开关转至“直流”位置。③按下胸外除颤按钮和非同步按钮。④电除颤时，除操作人员外，其他人员应远离患者及病床，以免发生危险。

（四）电起搏

利用电子装置，节律性的发送一定频率的脉冲电流，刺激心肌，使其产生有节律的收缩。

三、长期生命支持

心脏停搏以后全身各组织器官缺血、缺氧，心、脑、肾、肺各重要脏器可以出现难以恢复的损害，在复苏成功后仍然可以继续恶化。所以在复苏成功后要密切监测，维护其功能稳定，减少并发症的发生。

（一）脑复苏(cerebral resuscitation)

CPCR是以患者完全恢复智能、至少生活能自理为最终目的。因此，脑复苏是心肺复苏最后成败的关键。

心跳、呼吸骤停引起脑损害的基本病理是脑缺氧和脑水肿。心脏停搏后脑缺氧，脑细胞和血管内皮细胞肿胀，导致血流受阻，更加剧脑缺氧，这样就形成恶性循环。脑细胞的损害是不可逆的，所以在复苏抢救过程中，保护脑细胞应及早进行。

脑复苏的主要措施是：

1. 维持血压　有效的心肺复苏可以恢复血压，保证脑细胞的血供，避免低氧血症，减轻脑水肿，降低颅内压。若平均动脉压低于60 mmHg时，应及时扩容、纠酸、升压。

2. 保持有效呼吸　维持PaO_2在100mmHg以上，$PaCO_2$维持在25～35mmHg，应用呼吸机过度通气，降低$PaCO_2$可使脑血管收缩，有利于减低颅内压。

3. 亚低温　体温降低1℃脑耗氧量降低6%，机体代谢率降低10%，颅内压降低5%，同时低体温还能改善细胞膜功能，减轻脑水肿。但体温过低(<28℃)容易诱发心室颤动、增加血液黏稠度、降低抵抗力等，所以提倡亚低温(32～33℃)状态处理。脑组织是降温的重点，头部以冰帽降温效果较好。

重要的是头部降温，降温前先辅助使用人工冬眠药物，以防寒战大量产热。在体表大血管处如颈、腋窝、腹股沟放置冰袋或用冰水擦浴，用空调控制室温，头部使用冰帽或微机自控冷气降温帽等。患者听觉恢复、肢体活动协调时降温结束。

4. 应用脱水剂　常用20%甘露醇，每次250ml，在15～30分钟之内输完，必要时可根据病情隔一定时间重复应用，每日可以应用2～6次。

5. 糖皮质激素的使用　可以稳定溶酶体膜，防止细胞自溶，消除自由基，减低毛细血管通透性，减轻脑水肿和保护脑细胞功能。

6. 改善脑细胞代谢　这类药物也可以供给脑细胞能量、恢复细胞膜钠-钾泵功能、减轻脑细胞水肿、抑制氧自由基对脑细胞的损害。如能量合剂、维生素C、过氧化氢酶、谷胱甘肽、胞磷胆碱、1,6-二磷酸果糖及脑活素等。

7. 高压氧疗　使用压力0.2～0.25MPa，可提高血氧张力，有利于血氧弥散，促使脑细胞功能恢复。一般选用3～5次治疗，意识没有恢复或有神经系统功能减退表现者，应延长治疗次数。

（二）呼吸功能的维持

监测血气分析，调整各种有效通气指标，清除呼吸道分泌物。

（三）循环功能的维持

继续观察患者血压、脉搏，行心电监护和血液动力学监测。

（四）肾功能的监测

维持循环的稳定，维持动脉压，保证肾脏的灌注；慎用血管收缩药；调整输液量，维持正常的尿量，必要时使用利尿剂。

（五）其他

1. 营养支持　早期静脉补充，必要时可管饲或全胃肠外营养，保证患者足够营养供给。

2. 治疗原发病、控制感染、全身营养支持等是巩固复苏的基本治疗措施。

☞考点：心搏骤停引起的脑损害的基本病理是脑缺氧和脑水肿。常用20%甘露醇250ml静脉内快速滴入每日2～6次

附：《2010年心肺复苏与心血管急救指南》

该指南框架结构与《2005年心肺复苏与心血管急救指南》基本相似。经过五年的应用实施，有相应的调整！几个最主要变化是：

1. 生存链由2005年的四早生存链改为五个链环：

(1) 尽早识别与激活EMSS。

(2) 尽早实施CPR：强调胸外心搏按压，对未经培训的普通目击者，鼓励急救人员电话指导下仅做胸外按压的CPR。

(3) 快速除颤：如有指征应快速除颤。

(4) 有效的高级生命支持(ALS)。

(5) 综合的心搏骤停后处理。

2. 几个数字的变化

(1) 胸外按压频率由2005年的100次/分改为“至少100次/分”。

(2) 按压深度由2005年的4～5cm改为“至少5cm”。

(3) 人工呼吸频率不变、按压与呼吸比不变。

(4) 强烈建议普通施救者仅做胸外按压的CPR，弱化人工呼吸的作用，对普通目击者要求对ABC改

变为"CAB"即胸外按压、气道和呼吸。

(5) 除颤能量不变,但更强调 CPR。

(6) 肾上腺素用法用量不变,不推荐对心脏停搏或 PEA 者常规使用阿托品。

(7) 维持 ROSC 的血氧饱和度在 94%~98%。

(8) 血糖超过 10mmol/L 即应控制,但强调应避免低血糖。

(9) 强化按压的重要性,按压间断时间不超过 5s。

3. 整合修改了 BLS 和 ACLS 程序图

2010 新亮点:《2010 年心肺复苏 & 心血管急救指南》

1. 成人 CPR 操作主要变化如下

(1) 突出强调高质量的胸外按压。

(2) 保证胸外按压的频率和深度。

(3) 最大限度地减少中断。

(4) 避免过度通气。

(5) 保证胸廓完全回弹。

2. 提高抢救成功率的主要因素

(1) 将重点继续放在高质量的 CPR 上。

(2) 按压频率至少 100 次/分(区别于大约 100 次/分)。

(3) 胸骨下陷深度至少 5 cm。

(4) 按压后保证胸骨完全回弹 。

(5) 胸外按压时最大限度地减少中断 。

(6) 避免过度通气 。

3. CPR 操作顺序的变化 A-B-C→→C-A-B

★2010(新):C-A-B

即:C 胸外按压→A 开放气道→B 人工呼吸

★2005(旧):A-B-C

即:A 开放气道→B 人工呼吸→C 胸外按压

4. 生存链的变化

★2010(新):

(1) 立即识别心搏骤停,激活急救系统。

(2) 尽早实施 CPR,突出胸外按压。

(3) 快速除颤。

(4) 有效地高级生命支持。

(5) 综合的心搏骤停后治疗。

●2005(旧):

(1) 早期识别,激活 EMSS。

(2) 早期 CPR。

(3) 早期除颤。

(4) 早期高级生命支持(ACLS)。

应及时识别无反应征象,立即激活应急救援系统。

如无呼吸,应立即进行胸外按压。

★2010(新):

胸外按压先于通气。

●2005(旧):

成人心肺复苏,首先开放气道,检查是否有正常呼吸,2 次通气后再做 30 次胸外按压,如此循环。

5. 强调胸外按压的重要性

★2010(新):

明确:如果旁观者没有经过心肺复苏术培训,可以提供只有胸外按压的 CPR。

即"用力按,快速按",在胸部中心按压,直至受害者被专业抢救者接管。

训练有素的救援人员,应该至少为被救者提供胸外按压。

另外,如果能够执行人工呼吸,按压和呼吸比例按照 30∶2 进行。

在到达抢救室前,抢救者应持续实施 CPR。

●2005(旧):

没有区别抢救者是否受过培训。

仅建议旁观者可以在指导下行胸外按压。

原因:

对于未受过培训的抢救者来说,通过电话,就可实行仅有胸外按压的 CPR。

然而,经过训练的救援人员,还是应该胸外按压和通气同时进行。

6. 取消"一听二看三感觉"

★2010(新):

CPR 中不再有"一听二看三感觉"。

30 次胸外按压后,单人抢救者开放被救者的气道,并给予 2 次通气。

●2005(旧):

开放气道实施时 CPR 的前提。

气道开放后,通过"一听二看三感觉"来评估呼吸。

评估没有呼吸心跳后,在进行胸外按压。

7. 胸外按压频率:至少 100 次/分。

★2010(新):

以每分钟至少 100 次的频率,进行胸外按压。≥100 次/分。

●2005(旧):

以每分钟 100 次的频率,进行胸外按压 = 100 次/分。

8. 胸外按压的深度:至少 5cm。

★2010(新):

成人胸骨下陷的深度至少 5cm。

●2005(旧):

成人胸骨下陷的深度 4~5cm。

(王文青)

目标检测

一、名词解释

1. 脑复苏 2. 心肺复苏

二、填空题

1. 胸外按压以＿＿＿＿＿＿为定位标志，术者将一手掌根部放在按压区，与患者胸骨长轴方向平行，另一手掌重叠放在前一手背上，按压时肘应伸直，依靠肩和背的力量，垂直向下用力，使胸骨下陷＿＿＿＿＿＿cm。频率为＿＿＿＿。
2. 心脏骤停的最主要的特征是＿＿＿＿＿＿、＿＿＿＿＿＿、＿＿＿＿＿＿。
3. ＿＿＿＿、＿＿＿＿、＿＿＿＿被称为 CAB 三步曲 。
4. 心脏骤停类型：＿＿＿＿、＿＿＿＿、＿＿＿＿。
5. 一旦确诊为心搏骤停应立刻进行下列两项处理＿＿＿＿，＿＿＿＿。
6. ＿＿＿＿表示患者无呼吸。

三、选择题

A1 型题

1. 下列哪项不是判断心搏骤停的体征（　　）
   A. 意识丧失　B. 桡动脉搏动消失
   C. 呼吸停止　D. 皮肤苍白或发绀
   E. 心音消失
2. 建立人工通气的最好方法是（　　）
   A．气管切开　B. 口对口人工呼吸
   C. 胸按压　D．胸骨中下段捶击
   E. 气管内插管
3. 引起心脏骤停的原因中，最常见的是（　　）
   A. 病态窦房结综合征　B. 冠心病
   C. 严重创伤　D. 电解质紊乱
   E. 电击
4. 脑组织对缺氧的耐受性很差，一般认为脑组织对缺氧耐受的时限是（　　）
   A. 3 分钟　B. 4 分钟　C. 6 分钟
   D. 1 分钟　E. 10 分钟
5．心脏复苏时最常用、效果最好的药物是（　　）
   A. 利多卡因　B. 碳酸氢钠　C. 肾上腺素
   D. 氯化钙　E. 阿托品
6. 快速确立心脏骤停最可靠的指标是（　　）
   A. 呼吸断续或停止　B. 大动脉搏动消失
   C. 皮肤苍白或明显发绀　D. 心音消失
   E. 意识丧失
7. 电除颤时电极置放位置为（　）
   A. 胸骨左缘第二肋间＋胸骨右缘第二肋间
   B. 胸骨左缘第二肋间＋胸骨右缘第四肋间
   C. 胸骨左缘第五肋间＋胸骨右缘第二肋间
   D. 胸骨左缘第四肋间＋胸骨右缘第四肋间
   E. 胸骨左缘第四肋间＋胸骨右缘第三肋间
8. 心肺复苏心脏按压时，按压与放松时间之比应为（　　）
   A. 70％∶30％　B. 60％∶40％　C. 50％∶50％
   D. 40％∶60％　E. 30％∶70％
9. 建立人工通气最好的方法（　　）
   A. 口对口呼吸　B. 气管内插管　C. 口对鼻呼吸
   D. 口对面罩呼吸E. 经鼻塞给氧
10. 心肺复苏后发生急性肾衰竭考虑为（　　）
    A. 肾实质性　B. 肾后性　C. 肾小管性
    D. 肾前性　E. 肾间质性
11. 男性，40 岁，因创伤致心跳呼吸停止，经复苏后恢复，继而出现体温升高、抽搐、惊厥，病人可能并发（　　）
    A. 肺水肿　B. 心力衰竭　C. 肾衰竭
    D. 脑水肿　E. 脑死亡
12. 复苏后治疗，保证一切复苏措施奏效最重要的是（　　）
    A. 维持良好的呼吸功能　B. 确保循环功能的稳定
    C. 防治肾功能衰竭　D. 脑复苏
    E. 防治感染
13. 男，47 岁，突然神志丧失，呼吸不规则，即刻进行心脏按压，判断其是否有效的主要方法是（　　）
    A. 测血压　B. 呼喊病人看其是否清醒
    C. 摸桡动脉搏动　D. 摸股动脉搏动
    E. 观察末梢循环状况
14. 单人心肺复苏时，胸外心挤压与人工呼吸的正确操作是（　　）
    A. 心脏按压 5 次，口对口人工呼吸 1 次
    B. 心脏按压 6 次，口对口人工呼吸 1 次
    C. 心脏按压 12 次，口对口人工呼吸 2 次
    D. 心脏按压 30 次，口对口人工呼吸 2 次
    E. 心脏按压 24 次，口对口人工呼吸 3 次

X 型题

15. 可以出现心脏骤停的情况有（　　）
    A. 心肌炎　B. 大出血　C. 心律失常
    D. 酸中毒　E. 电解质紊乱
16. 心脏骤停后对代谢的影响包括（　　）
    A. 乳酸积聚　B. 高血钾
    C. 代谢性酸中毒 D. 细胞内水肿
    E. 呼吸性碱中毒
17. 复苏的主要措施有（　　）
    A. 降温
    B. CPR
    C. 脱水如甘露醇或山梨醇
    D. 防治抽搐如异丙嗪，地西泮
    E. 高压氧治疗
18. 心肺复苏成功率取决于（　　）
    A. 复苏开始的迟早
    B. 心脏骤停发生的场所
    C. 心电活动失常的类型
    D. 在心脏骤停前病人的临床情况
    E. 是否早期除颤

四、简答题

1. 简述心搏骤停的现场诊断要点。
2. 简述心搏骤停的急救处理原则。
3. 简述心搏骤停的现场急救要点。
4. 简述心肺复苏有效指征。

第4章　休　　克

学习目标

1. 掌握休克和有效循环血容量的定义
2. 理解休克的病因
3. 掌握休克的诊断
4. 了解休克监测的指标
5. 掌握休克急救处理

案例4－1

某男，66岁，因胸痛、胸闷、气短6小时来诊。6小时前，午饭后突然出现胸骨后疼痛、胸闷、气短、心悸，同时伴有恶心、呕吐、乏力，持续1小时余不缓解，在院外按“急性胃炎”予以治疗，症状逐渐加重，且出现全身大汗、烦躁不安，故急来院就诊。既往有高血压病史10年，最高血压180/110mmHg，未规律用药。吸烟30年，20支/天。查体：T35.8℃，P116次/min，R22次/min，BP80/50mmHg。痛苦面容，反应稍差，四肢湿冷，脉搏细速，颈静脉无充盈，双肺底闻及少量细湿啰音，心界无明显扩大，心率116次/分，律整，心音低钝，双下肢无水肿。心电图：窦性心动过速，Ⅱ、Ⅲ及aVF，ST段抬高0.2～0.4mV，Ⅰ、aVL、ST段下移0.05～0.2mV。**问题：**

1. 该病人为何种休克？
2. 请判断病情的严重程度。
3. 需要监测的指标有哪些？
4. 如何进行救治？

休克（shock）是由于多种病因引起的有效循环血容量（是指单位时间内通过心血管系统进行循环的血量。）锐减，导致急性微循环障碍，组织和脏器灌注不足，代谢障碍和细胞受损为特征的综合征。按病程分三期：休克早期、休克中期、休克晚期。主要表现为低血压、脉压减小、脉搏细速、皮肤苍白湿冷、肢端发绀、尿量减少、烦躁不安、意识障碍等。休克不是一个独立的疾病，现代医学将休克视为一个序贯性事件，是一个从亚临床阶段的组织灌血不足向多器官功能障碍发展的连续过程。若在休克早期，及时采取恰当救治措施，恢复有效的组织灌注，休克将较容易得到矫正，因此，休克的急救至关重要。

☞考点：休克及有效循环血容量的定义

第1节　病因与临床表现

一、病　　因

引起休克的病因很多，并且许多休克的病因不止一种。临床上遇到休克时，必须对其病因做出明确诊断，以便针对病因进行治疗，提高治愈率。按启动休克的病因将休克分为低血容量性休克、感染性休克、心源性休克、神经源性休克和过敏性休克五种。

（一）低血容量性休克

低血容量性休克常由大量出血、体液的丢失或体液积存于体腔和组织间隙，导致有效循环血量减少，当血容量丢失超过血总量的20%时即可出现低血容量性休克。常见病因：

1. 出血　如严重创伤导致的大血管破裂、肝脾破裂、异位妊娠破裂、动脉瘤破裂、上消化道出血等。

2. 体液的丢失　如严重呕吐、腹泻、糖尿病酮症酸中毒、烧伤等引起体液的大量丢失等。大量出血引起的失血性休克和严重创伤导致的创伤性休克都属于低血容量性休克。

（二）感染性休克

感染性休克亦称中毒性休克，是由各种病原微生物及其毒素侵入血液循环，引起的全身炎症反应综合征，导致微循环障碍引起休克。常见的病原菌有：

1. 革兰阴性细菌　如大肠杆菌、克雷伯菌、脑膜炎双球菌、类杆菌等。

2. 革兰阳性细菌　如葡萄球菌、链球菌、肺炎球菌等。

3. 病毒性疾病　如流行性出血热、乙型脑炎等。

链接

全身炎症反应综合征（systemic inflammatory response syndrome，SIRS）是指在各种严重感染、创伤、烧伤、缺氧及再灌注损伤等感染与非感染因素刺激作用下产生的一种失控的全身炎症反应的统称。

SIRS的诊断标准：①体温＞38℃或＜36℃；②脉搏＞90次/min；③呼吸急促，呼吸频率＞20次/min或$PaCO_2$＜32mmHg（4.3kPa）；④白细胞总数＞12.0×10^9/L或＜4.0×10^9/L，或未成熟粒细胞＞0.10。

（三）心源性休克

心源性休克是由严重的心血管疾病引起的心排出量急剧减少所致的周围循环衰竭。常见原因：

1. 心肌收缩力下降　如急性大面积心肌梗死、严重的心律失常、急性心肌炎、扩张型心肌病及先天性心脏病等。

2. 心室射血障碍　如乳头肌或腱索断裂、大面积肺梗死等。

3. 心室充盈障碍　如急性心包填塞、各种快速性心律失常、主动脉夹层动脉瘤等。

（四）神经源性休克

神经源性休克是在强烈刺激作用下引起神经反射性的血管紧张度突然丧失，导致周围血管扩张，有效循环血容量减少而引起的休克。如严重外伤剧痛、脑脊髓损伤、麻醉意外、镇静剂过量等。

（五）过敏性休克

过敏性休克是人体对某些药物、生物制品等致敏原发生过敏反应，使全身毛细血管扩张和通透性增加，进而导致微循环功能障碍引起休克。常见原因有：

1. 异种蛋白　如蛋白制品、胰岛素、加压素、蛋白酶、抗血清、牛奶、海味品等。

2. 化学合成药物　如抗生素类、局麻药、化学试剂等。

链 接 >>>

休克分类的进展

近年来对休克的分类，国内外趋于一致的新认识是按休克发生原因的病理生理改变为依据，这是从临床描述向病理生理水平过渡的必然结果。

1. 心源性休克　是指作为循环动力中心的心脏，尤其是左心室发生前向性功能衰竭所造成的休克。病因主要有三类：①心肌收缩力减弱：见于急性心肌梗死、扩张型心肌病等。②心脏结构异常：如严重二尖瓣关闭不全、大室间隔缺损等。③严重心律失常，尤其是室性心律失常。

2. 低血容量性休克　因各种原因导致病人血管内容量不足是这类休克的主要病理生理改变，见于出血、腹泻、创伤后等。

3. 分布性休克　这类休克的共同特点是外周血管失张或大血管内压力缺失，导致回心血量锐减。

4. 心外阻塞性休克　这类休克的病理基础是心脏以外原因的血流阻塞，临床见于急性心包填塞、缩窄性心包炎等。

5. 混合性休克　例如低血容量性休克合并分布性休克（感染或药物中毒）、心源性休克合并低血容量性休克等。

二、临床表现

根据病理生理微循环的变化特点及病人的表现，临床上将休克分为休克早期（代偿期）、休克中期（失代偿期）和休克晚期（不可逆期）。

（一）休克早期（代偿期）即微循环收缩期

由于机体对有效循环血容量的减少，早期有相应的代偿能力，通过代偿后能够维持血压及重要脏器的血液灌注，及时恰当给予治疗，可以终止休克的发生。多数病人的中枢神经系统兴奋性提高，交感—肾上腺轴兴奋。表现为过度兴奋、烦躁不安、意识清楚、面色及皮肤苍白湿冷、口唇和甲床轻度发绀、脉搏快而有力、血压正常或偏高、舒张压稍升高、脉压减小、尿量在30ml/h以下。

（二）休克中期（失代偿期）即微循环扩张缩期

经过充分的代偿后不能维持血压及重要脏器的血液灌注，生命器官出现了功能障碍、代谢紊乱。若给予积极治疗仍能逆转休克。病人的意识状态由兴奋转为抑制，表情淡漠，全身无力，反应迟钝，意识模糊，脉搏细速，收缩压降至80mmHg（10.64kPa）以下，脉压＜20mmHg（2.66kPa），浅静脉萎陷，口渴，尿量减少至20ml/h以下。

（三）休克晚期（不可逆期）即微循环衰竭期

长期组织灌注不足导致细胞功能损害，微循环及重要器官功能衰竭。病人表现为呼吸急促，全身皮肤、黏膜明显发绀，脉搏扪不清，意识障碍甚至昏迷，收缩压＜60mmHg（7.89kPa），甚至测不出，无尿。还可有：①弥散性血管内凝血（disseminated intravascular coagulation，DIC），即出现难以解释的广泛出血。如皮肤黏膜淤斑、伤口渗血、注射部位出血不止、消化道出血、血尿、咯血等。②重要脏器受损：如急性呼吸衰竭（又称休克肺），表现为急性呼吸窘迫综合征（acute respiratory distress syndrome，ARDS），以逐渐加重的呼吸困难，严重的低氧血症，一般吸氧难以纠正为特征，还可有心力衰竭、急性肾衰竭、肝功能衰竭、脑水肿等，终将发生多器官功能障碍综合征（multiple organ dysfunction syndrome，MODS）。虽然经过积极的抢救治疗预后仍不佳。

第2节　诊断与急救处理

一、诊　断

休克的诊断一般并不困难，关键是要早期及时发现，待到血压下降才诊断休克，有时可能太迟，失去了最佳治疗时机。

（一）休克的诊断依据

1. 有发生休克的病因。

2. 意识异常。

3. 脉搏快超过100次/min，细或不能触及。

4. 四肢湿冷，胸骨部位皮肤指压阳性（压后再充盈时间大于2秒），皮肤花纹，黏膜苍白或发绀，尿量小于30ml/h或无尿。

5. 收缩压小于80mmHg(10.64kPa)。

6. 脉压小于20mmHg(2.66kPa)。

7. 原有高血压者收缩压较原有水平下降30%以上。

凡符合1以及2、3、4中的二项，和5、6、7中的一项者，即可诊断。

（二）休克监测的指标

休克是临床危重症，加强临床监测可为诊治提供数字化依据，从而更准确地判断休克时机体生理功能紊乱的程度，指导临床调整治疗方案。常用的监测指标有：

1. 临床观察指标

(1) 精神状态：精神状态能够反应脑组织灌注情况。患者神志淡漠或烦躁、头晕、眼花或从卧位改为坐位时出现晕厥，常提示循环血量不足，休克依然存在。

(2) 肢体温度、色泽：肢体温度和色泽能反应体表灌流的情况。四肢温暖、皮肤干燥、轻压指甲或口唇时局部暂时苍白而松压后迅速转为红润，表示外周循环已有改善。四肢皮肤苍白、湿冷、轻压指甲或口唇时颜色变苍白而松压后恢复红润缓慢，表示末梢循环不良，休克依然存在。

(3) 脉搏：休克时脉搏细速出现在血压下降之前。休克指数是临床常用的观察休克进程的指标。休克指数是脉率与收缩压之比，休克指数为0.5，一般表示无休克；1.0～1.5，表示存在休克；在2以上，表示休克严重。

2. 血流动力学监测

(1) 动脉压监测：血压是休克诊断及治疗中最重要的观察指标之一。收缩压<90mmHg(11.97kPa)，脉压<20mmHg(2.66kPa)，是休克存在的依据。血压回升，脉压增大，表示休克转好。必要时动脉插管测定。

(2) 中心静脉压(CVP)：对于需长时间治疗的休克患者来说，CVP测定非常重要。CVP主要受血容量、静脉血管张力、右心排血能力、胸腔和心包内压力及静脉回心血量等因素的影响。CVP正常值为5cmH_2O～12cmH_2O(0.49～1.18kPa)。在低血压的情况下，CVP<5cmH_2O(0.49kPa)时，表示血容量不足；>15cmH_2O(1.49kPa)则表示心功能不全、静脉血管床过度收缩或肺循环阻力增加；>20cmH_2O(1.96kPa)时，提示充血性心力衰竭。

☞考点：根据CVP的测得值，指导临床选药

(3) 肺毛细血管楔嵌压(PCWP)：PCWP有助于了解肺静脉、左心房和左心室舒张末期的压力，以此反映肺循环阻力的情况。PCWP正常值为6～15mmHg(0.8～2kPa)，增高表示肺循环阻力增高。肺水肿时，PCWP>30mmHg(3.99kPa)。当PCWP已升高，即使中心静脉压虽无增高，也应避免输液过多，以防引起肺水肿。

(4) 心电图监测：心电改变显示心脏的即时状态。在心脏功能正常的情况下，血容量不足及缺氧均会导致心动过速。

3. 肾功能监测　监测的指标包括尿量、尿比重、血肌酐、血尿素氮、血电解质等。持续尿量测定尤为重要，尿量是反映肾灌注情况的指标，也反映其他器官灌注情况，同时反映临床补液及应用利尿、脱水药物是否有效的重要指标。休克时应留置导尿管，动态观察每小时尿量，尿量稳定在30ml/h以上时，表示休克已纠正。尿比重主要反映肾血流与肾小管功能，抗休克后血压正常，但尿量少且比重增加，表示肾血管收缩仍存在或仍存在血容量不足。

4. 呼吸功能监测　监测的指标包括呼吸的频率、幅度、节律、动脉血气指标等，应动态监测，呼吸机通气者根据动脉血气指标调整呼吸机使用。

5. 生化指标的监测　监测的指标包括电解质、血糖、丙酮酸、乳酸、血清转氨酶、氨等血液生化指标。血清转氨酶升高提示肝细胞功能受损严重，血氨增加提示出现肝功能衰竭。此外，还应监测弥散性血管内凝血的相关指标，如血小板、纤维蛋白原、凝血酶原时间、3P试验等测定。

（三）休克严重程度的判断（表4-1）

表4-1　休克严重程度的判断

项目	轻度	中度	重度
神志	清楚或烦躁	尚清楚，淡漠	淡漠，迟钝
脉搏	<100次/分	100～120次/分	>120次/分
收缩压(mmHg)	90～80	90～70	<70
呼吸	正常或稍快	深快	深快，浅快，潮式
皮肤色泽	开始苍白	苍白	发绀
皮肤温度	正常或发凉	发冷	冰冷
尿量	正常或减少	<30ml/小时	<20ml/小时
出血倾向	无	无	DIC
微血管变化	缺血期	淤血期	DIC

二、急救处理

休克是多因素导致多器官的功能紊乱，如及早发

现，早期治疗，就能够得到逆转。急救原则是迅速解除致休克病因；补充血容量，尽快恢复有效循环血量，改善微循环；恢复和维护正常代谢和脏器功能；防治并发症。

（一）一般紧急处理

1. 体位　取平卧位不用枕头，下肢抬高 30°，如心源性休克同时伴有心力衰竭的患者，气急不能平卧时，可采用半卧位。要注意保暖和安静。尽量不要搬动病人，就地抢救，如必须搬动则动作要轻。

2. 保持呼吸道畅通　口腔有异物者清除，戴假牙者摘下，昏迷者及时清除呼吸道分泌物，防止舌后坠引起窒息，一旦发生窒息应进行紧急气管内插管或气管切开。

3. 建立静脉通道　重度休克的立即给予开放两条静脉通道。如果周围静脉萎陷而穿刺有困难时，可考虑作锁骨下或上静脉及其他周围大静脉穿刺插管，亦可作周围静脉切开插管。

4. 心电、血压、血氧监测。

5. 吸氧　一般经鼻导管或面罩给氧。严重发绀者应加大氧流量到 4～6L/min。

6. 镇静、止痛　对诊断明确的剧痛如急性心肌梗死、因剧痛引起的神经源性休克可肌内或皮下注射盐酸哌替啶（杜冷丁）50～100mg、盐酸吗啡 5～10mg。颅脑外伤者禁用吗啡、盐酸哌替啶。骨折疼痛所致休克者，应固定患肢，并服用止痛药以止痛。

7. 控制活动性大出血　如外伤大出血，应立即用止血带结扎，但要注意定时放松，在转运中必须有明确标志，以免时间过久造成肢体坏死。

8. 对非心力衰竭的病人快速静脉补液。

9. 留置导尿管 对尿量的观察是反映生命器官灌注是否足够的最敏感的指标。休克病人宜置入导尿管以测定每小时尿量，如无肾病史，少尿或无尿可能由于心力衰竭或血容量未补足导致灌注不足，应积极查出原因加以治疗。

10. 根据休克基础病因需要专科会诊。

（二）病因治疗

1. 失血所致的休克　应积极进行止血治疗，采取的方法应根据病情和出血部位而定，如肝、脾等内脏破裂，应尽快手术治疗；上消化道出血、咯血一般先行内科保守治疗，不能有效止血时要考虑手术治疗。创伤性休克也是低血容量性休克的一种，救治也需要积极的补充血容量，同时，严重损伤后应积极止痛、镇静、抗炎，争取时间进行手术治疗。

2. 感染所致的休克　有效控制感染是抢救感染性休克的关键。主要措施为应用抗菌药物和处理原发感染灶。对病原菌尚未明确的病人，可根据临床判断选用抗菌药，或选用广谱抗菌药，如第三代头孢菌素、氟喹诺酮类。另应警惕厌氧菌感染。抗生素应用要按早期、足量、联合、静脉给药的原则。对感染灶要彻底清创引流，消除感染源。

3. 心源性休克　积极治疗心血管原发病。如由急性心肌梗死所致休克者，应予吸氧、再灌注心肌、抗心律失常药治疗。

4 神经源休克　应根据不同病因及临床表现进行相应处理。包括吸氧、止痛、处理局部创伤、避免诱发因素等。

5. 过敏因素所致的休克　应立即停止接触过敏原，并给予肾上腺素皮下注射，必要时可重复给药。亦可应用肾上腺糖皮质激素及抗组胺药物。另外，应保持呼吸道通畅，积极处理并发症。

（三）补充血容量（液体复苏）

无论是何种原因引起的休克都存在着血容量的绝对或相对不足，首先迅速补充血容量，保证心输出量，是纠正休克引起的组织灌注和缺氧的关键。

1. 补充血容量的规律　先浓后淡、先快后慢、先盐后糖、见尿补钾。一般 30～60min 内补 500～1000ml，首选复方氯化钠、平衡液 500～1000ml，继而输入右旋糖酐 500ml。

2. 补液种类

（1）胶体液：占补液全量的 1/4～1/3。①全血：常用于失血性休克。②血浆：常用于烧伤、肠梗阻、腹膜炎。③低分子右旋糖酐：常用于低血容量性休克。但肾衰者慎用。④中分子右旋糖酐：500ml 液体扩容血量 450ml，每日最高量不超过 1500ml，常用 1000ml。

（2）晶体液：①5%～10%葡萄糖，休克时血糖高，不宜多用；②0.9%盐水，含氯量比体内高，补液过多使体内氯离子增高，并与体内氢离子结合成盐酸，不主张补给；③平衡盐：含 2/3 份的生理盐水和 1/3 份的 1.25%碳酸氢钠，补液常用该液。

一般认为先给予晶体液，但由于其维持扩容作用时间仅 1h 左右，应给予胶体液，胶体液包括全血、血浆、血蛋白及人工合成的血浆制品等。补液量应根据连续动态监测血压、尿量、皮肤、中心静脉压及心功能等来作为参考指标。

链接

扩容治疗后有效指标判断

1. 病人安静，意识状态清醒。
2. 收缩压 90mmHg 以上，脉压 20mmHg 以上。
3. 四肢温度变温暖。
4. 中心静脉压 5～12cmH_2O。
5. 脉搏缓而有力，频率 100 次/分以下。
6. 尿量每小时 30ml 以上，尿比重大于 1.020。
7. 呼吸正常。

（四）血管活性药物的应用

应根据病情选用，原则上应在补足血容量后仍不能维持有效循环，收缩压低于90 mmHg时，根据不同血流动力学的变化特点合理使用。

1. 血管收缩剂的应用　严重休克时，单用扩容治疗不易迅速改善微循环和升高血压，若血容量已补足血压仍不升，而肺小动脉楔压和心排血量正常时，提示周围血管张力不足可选用升压药。常用血管收缩药的用法及用量，可在5%葡萄糖溶液200ml中加入多巴胺（3-羟洛胺）40～60mg、间羟胺（阿拉明）10～30mg或去甲肾上腺素1～2mg静脉滴注，密切观察血压，调节滴速。

2. 血管扩张剂的应用 若经补充血量血压仍不升，而肺动脉楔压增高，心排量低或周围血管显著收缩以致四肢厥冷并有发绀时，可应用血管扩张剂。常用的血管扩张药的用法及用量：5%葡萄糖溶液200ml中加入硝普钠4～10mg或硝酸甘油10～20mg或酚妥拉明（苄胺唑啉）10～20mg或山莨菪碱10～20mg静脉滴注。应用血管活性药物时，注意密切观察血压变化。

（五）纠正酸中毒

休克病人以代谢性酸中毒为主，贯穿于整个病程中，轻度的酸中毒随着血容量的补充和微循环的改善常可好转，一般不需要应用碱性药物。但重症休克合并严重酸中毒经扩容治疗不满意时，仍需应用碱性药物。临床上根据酸中毒的严重程度，首次可补5% $NaHCO_3$ 溶液100～250ml，再根据动脉血气分析的结果确定继续应用的剂量。

（六）肾上腺糖皮质激素

糖皮质激素可用于感染性休克和其他较严重的休克。其作用：扩张血管，改善微循环；稳定溶酶体；中和内毒素；促进三羧酸循环；抗过敏；促进肺Ⅱ型细胞的分泌；抗心肌抑制因子等。主张大剂量短疗程使用。常用甲泼尼松（甲基强的松龙）600～1000mg/d、地塞米松60～100mg/d或氢化可的松300～800 mg/d，分次静脉注射。

（七）其他药物的应用

外源性三磷腺苷，钙通道阻滞剂如维拉帕米，阿片受体拮抗剂纳洛酮等亦可应用。

（八）并发症的治疗

严重的休克易导致重要内脏器官功能的损害，出现多器官功能衰竭。在抗休克的同时，根据不同器官功能衰竭，采取相应的治疗措施。若合并DIC则应积极进行抗凝治疗。

（九）常见休克的急救要点

1. 低血容量性休克

（1）尽快纠正和去除病因。

（2）迅速补足血容量，有严重失血者，应输入胶体液为主。

（3）及时止血、清创和处理外科情况，并预防感染。

（4）抗休克裤的应用，在搬运时使用。

2. 感染性休克

（1）控制感染，根据细菌培养选择杀菌性抗生素，并及时处理感染灶。

（2）积极补充血容量。

（3）纠正代谢性酸中毒，同时注意电解质的平衡。

（4）合理选用血管活性药。

（5）大剂量短期使用糖皮质激素。

3. 心源性休克

（1）积极治疗原发心脏病如急性心肌梗死、严重的心律失常等。

（2）血管活性药物的使用，首选多巴胺、苄胺唑林，其次为间羟胺、硝普钠等。

（3）强心药，可选用洋地黄、多巴酚丁胺或米力农。

（4）机械辅助循环或手术治疗。

4. 过敏性休克

（1）立即脱离或去除致敏原。

（2）立刻皮下或肌内注射1∶1000肾上腺素0.3～0.5mg，也可1～2mg加入液体中静脉滴注。

（3）肾上腺糖皮质激素如地塞米松10～20mg或氢化可的松100～200mg稀释后静脉注射或静脉滴注，必要时可重复使用。

（4）10%葡萄糖酸钙20ml静脉注射。

（5）维持呼吸道通畅及有效呼吸，早期给氧，呼吸衰竭时及时进行机械通气。

（6）氨茶碱0.25g加入20ml液体中缓慢静脉注射。

（7）必要时补液扩容及选用血管活性药物。

（8）应用抗组胺类药物如异丙嗪、马来酸氯苯钠敏（扑尔敏）、苯海拉明、赛庚啶等。

（王纪凤）

目标检测

一、名词解释

1. 休克　2. 有效循环血容量

二、填空题

1. 休克一般按病因分为：________、________、________、________、________、________。

2. 休克主要的治疗原则包括：______、________、________、________。

三、选择题

A1 型题

1. 休克病人，经治疗，哪项表明病情好转(　　)
   A. 皮肤由苍白转为发绀
   B. 四肢厥冷
   C. 皮肤由发绀又出现皮下淤血
   D. 血压回升，脉压增大
   E. 尿量每小时 20ml 以下
2. 舒张肾血管增加肾血流作用明显的药物是(　　)
   A. 肾上腺素　B. 多巴胺
   C. 去甲肾上腺素　D. 间羟胺
   E. 去氧肾上腺素
3. 休克时血压下降的主要发病机制是(　　)
   A. 心功能不全
   B. 交感神经过度兴奋后衰竭
   C. 血液中儿茶酚胺过低
   D. 微循环淤滞，组织灌流严重不足
   E. 外周动脉紧张度不足
4. 在休克早期临床表现中哪项是错误的(　　)
   A. 面色苍白　B. 四肢湿冷
   C. 尿量减少　D. 脉压增大
   E. 脉搏细速
5. “不可逆性”休克与下列哪项无关(　　)
   A. 微循环缺血性缺氧
   B. DIC
   C. 微循环衰竭
   D. 各重要器官功能代谢障碍
   E. 严重酸中毒致细胞损

A2 型题

6. 男，65 岁，急性心梗，查体 BP 83/60mmHg，CVP10cmH_2O，应该首先采取的措施为(　　)
   A. 速尿　B. 西地兰
   C. 激素　D. 适当补液
   E. 继续观察
7. 病人，女，30 岁。右桡动脉切割伤，出血量约 2000ml，休克状态，除立即止血外，还需首先进行的救治措施是(　　)
   A. 应用止血药物　B. 严格卧床休息
   C. 补充循环血容量　D. 应用镇静剂
   E. 应用抗生素
8. 休克病人治疗过程中中心静脉压为 20cmH_2O，血压 120/80mmHg，处理原则为(　　)
   A. 适当补液　B. 收缩血管
   C. 舒张血管　D. 补液试验
   E. 充分补液

A3 型题

病人，男，66 岁。肺炎病史 1 周，现神志淡漠，反应迟钝，皮肤发绀，少尿，血压 75/50mmHg。

9. 最可能的诊断是合并(　　)
   A. 左心功能衰竭　B. 肺心病
   C. 感染性休克　D. 胸膜炎
   E. 脑炎
10. 应进行的急救措施，不包括(　　)
   A. 联合足量应用抗生素
   B. 补充循环血量
   C. 加用血管活性药物
   D. 应用利尿剂，快速利尿
   E. 吸氧

四、简答题

1. 简述按病因休克如何分类。
2. 概括休克的诊断依据。
3. 简述休克的急救原则。

第5章　常见危重症状的急救处理

学习目标

1. 熟悉常见危重症状的病因与临床表现
2. 掌握常见危重症状的诊断与急救处理

第1节　急性发热

案例5-1

患者，男性，30岁，于2010年6月26日下午2:30在进行田间劳动时，突然倒地，不省人事。入院查体：BP 10.5/6.5kPa，T 39.5℃，P 115次/分，R 25次/分，昏迷。该患者最可能的诊断是什么？

正常人腋窝温度为36～37℃，口腔温度为36.3～37.2℃，直肠温度为36.5～37.3℃。体温超过正常体温的最高限度为发热。发热是很多疾病的常见症状，按照发热程度的高低与热程，将其分为急性发热、长期发热和长期低热。热程在2周以内的发热称为急性发热，亦称短期发热。发热超过2～3周，体温一般高于38.5℃以上称为长期发热。体温在37.5～38.4℃，持续4周以上称为长期低热。

一、病　　因

（一）感染性发热

任何病原体（病毒、细菌、支原体、衣原体、立克次体、真菌、螺旋体、原虫、蠕虫等）侵入人体均可能引起急性发热，这是急性发热最常见的病因。

1. 病毒性感染　流行性感冒、急性病毒性肝炎、流行性乙型脑炎、脊髓灰质炎、流行性出血热、传染性淋巴细胞增多症、麻疹、风疹、流行性腮腺炎、水痘等。

2. 细菌性感染　结核病、伤寒、副伤寒、细菌性心内膜炎、猩红热、白喉、大叶性肺炎、急性细菌性痢疾、细菌性脑膜炎、胸膜炎、心包炎、急性细菌性腹膜炎等。

3. 真菌感染　念珠菌病、隐球菌病、曲菌病。

4. 其他　立克次体感染，衣原体、支原体感染，螺旋体感染，原虫、蠕虫感染等。

（二）非感染性发热

1. 中枢神经性发热　体温调节中枢直接受损（中暑、脑出血等）可致高热，自主神经系统紊乱可致低热。

2. 变态反应　药物热、输血反应、输液反应、血清病等，一般只引起短期发热。

3. 结缔组织病　系统性红斑狼疮、风湿病、类风湿关节炎、结节性动脉周围炎等。

4. 理化性损害　严重创伤、大手术、烧伤、放射及化学毒物等。

5. 恶性肿瘤　淋巴瘤、白血病、肉瘤、癌肿等。

6. 其他　产热过多、散热障碍、大量失血失水、原因不明肉芽肿疾病等。

二、临床表现

（一）发热的分度

临床上将发热的程度（以口腔温度为例）分为低热（37.3～38.0℃）、中等度热（38.1～39.0℃）、高热（39.1～41.0℃）、超高热（41.0℃以上）。

（二）发热的临床过程

1. 体温上升期　病人常有肌肉酸痛、疲乏无力、皮肤苍白、畏寒或寒战等现象。体温上升有两种方式：

（1）骤升型：体温在几小时内达39.1～40.0℃或以上，常伴有寒战。小儿易惊厥。见于大叶性肺炎、疟疾、败血症、流行性感冒、急性肾盂肾炎、输液或某些药物反应等。

（2）缓升型：体温逐渐上升，在数日内达高峰，多不伴寒战，如伤寒、结核病、布氏杆菌病等所致的发热。

2. 高热期　指体温上升达高峰之后保持一定的时间，持续时间的长短可因病因不同而有差异。

3. 体温下降期　病人表现为出汗多，皮肤潮湿。体温下降有两种方式：

（1）骤降：体温于数小时内迅速下降至正常，有时可略低于正常，常伴有大汗淋漓。常见于疟疾、急性肾盂肾炎、大叶性肺炎及输液反应。

（2）渐降：体温在数天内逐渐降至正常，如伤寒、风湿热等。

三、诊　　断

（一）病史

1. 起病　急性感染性疾病起病多急，病程偏短。

短程发热最常见的是病毒感染，其次是细菌感染。而一般非感染性发热，起病多缓，病程偏长。

2. 流行病学史　患者来自的地区、年龄、性别、职业、发病季节、旅游史，接触感染史、预防接种史，尤其疑为传染病的流行病学史非常重要。

（二）体格检查

1. 发热伴有寒战　可见于疟疾或全身化脓性细菌感染，如大叶性肺炎、急性胆管感染、流行性脑脊髓膜炎、钩端螺旋体病等。

2. 发热伴有皮疹　常见于伤寒、副伤寒、斑疹伤寒、败血症、流行性出血热、系统性红斑狼疮和病毒感染等。

3. 皮肤出血点　可见于流行性脑脊髓膜炎、感染性心内膜炎、流行性出血热、钩端螺旋体病、重症肝炎、败血症、血液病和药疹等。

4. 发热伴有皮肤黄染提示胆道感染、钩端螺旋体病、重症肝炎、急性溶血等。

5. 发热伴结膜充血　可见麻疹、流行性出血热、斑疹伤寒、钩端螺旋体病等。

6. 发热伴淋巴结肿大　见于结核病、急性白血病、淋巴瘤、恶性组织细胞病、传染性单核细胞增多症、风疹等。锁骨上淋巴结肿大提示恶性肿瘤转移。

7. 发热伴肝脾肿大　常见于：①病毒感染：病毒性肝炎、巨细胞病毒、EB病毒感染；②细菌感染：败血症、伤寒、布氏杆菌病；③寄生虫感染：血吸虫病、疟疾、黑热病；④血液病：白血病、恶性组织细胞病、淋巴瘤；⑤变态反应病：药物热、血清病等。

8. 发热伴昏迷　①先发热后昏迷：常见于中枢神经系统感染（流行性脑膜炎、化脓性脑膜炎、结核性脑膜炎、病毒性脑膜炎），严重感染性疾病引起的中毒性脑病（斑疹伤寒、败血症、中毒性菌痢、脑型疟疾、中暑等）。②先昏迷后发热：可见于脑外伤、脑血管意外、巴比妥类药物中毒等。

（三）辅助检查

1. 血常规　发热患者常规进行周围白细胞计数及分类对发热的病因及感染的反应状态有重要参考诊断价值；某些病原体可从血液中直接检出而确定诊断。严重化脓性感染如肺炎、细菌性肝脓肿、败血症等患者，血白细胞与中性粒细胞显著增多，并可出现早期未成熟白细胞与中性粒细胞核左移，并出现嗜碱性颗粒与空泡样变性的中毒性变化。如果患者全身情况甚差，抵抗力显著降低，血白细胞数常不增多，而中性粒细胞仍显著增多，则为预后不良征兆。传染性单核细胞增多症患者的血象中，淋巴细胞占总数半数以上，异型淋巴细胞百分比在10%以上尤其具有诊断价值。伤寒、副伤寒、布氏杆菌病、疟疾，以及病毒性传染病的早期如流感、麻疹、病毒性肝炎，患者的血白细胞数常见减少或在正常范围内。急性传染病患者血中嗜酸粒细胞大多减少甚至消失，而蠕虫病急性期如急性血吸虫病等患者血中嗜酸粒细胞显著增多。各种变态反应性疾病中，血中嗜酸粒细胞也轻度增多。

2. 尿常规　发热患者的尿常规检查有时出现轻度蛋白尿，但如果遇尿路炎症、肾结核、肾脏肿瘤、多动脉炎、系统性红斑狼疮等疾病时，则可能出现显著蛋白尿并有血尿或脓尿。

3. 大便常规　有腹泻者应作此项检查，大便内有红、白细胞有助于对肠炎、痢疾的诊断。显微镜下若见有关寄生虫虫卵或阿米巴滋养体，则可确诊。

4. 血清学检查　血清学检查对发热的诊断有一定价值，如肥达反应、外斐反应、钩端螺旋体病的凝集溶解试验、流行性乙型脑炎的补体结合试验、风湿病的抗链球菌溶血素试验、系统性红斑狼疮的抗核抗体试验等。

5. 其他检查　疑为伤寒、副伤寒及感染性心内膜炎等时，应做血培养，必要时作骨髓培养；疑为白血病、再生障碍性贫血与恶性组织细胞病等时，可作骨髓穿刺涂片检查；疑为恶性淋巴瘤时，可作淋巴结穿刺活检。发热伴有呼吸系统或心血管系统症状及体征者，应常规进行胸部X线透视，检查心、肺及横膈的情况。CT与MRI对诊断骨盆内、膈下与腹腔深部隐蔽性脓肿有重要价值。腹部超声波检查可用于诊断腹腔内占位性病变、肝脓肿、肝胆道结石及肾脓肿、泌尿系结石等。

四、鉴别诊断

1. 稽留热　多为高热，常持续在40℃上下，24小时内温差仅在1℃以内，见于伤寒、斑疹伤寒、大叶性肺炎等。

2. 弛张热　体温在39℃以上，但波动较大，24小时内温差在2℃以上，但最低温度不到正常，较多见于风湿热、败血症、脓毒血症、肝脓肿、严重肺结核等。

3. 间歇热　24小时内温差大，波动在正常与高热之间，或高热与无热期交替出现，如疟疾、肾盂肾炎等。

4. 不规则热　热没有一定的规律，热度高低不等，呈不规则波动，见于流行性感冒、阿米巴肝脓肿、肺结核、癌性发热等。

5. 波状热　热度逐渐上升，达高峰后又逐渐下降至低热或常温，如此反复有似波浪，可连续达数月之久，见于布氏杆菌病。

6. 回归热　体温急剧上升至39℃或以上，持续数天后又骤然下降至正常水平，高热期与无热期各持续若干天后规律性交替一次。可见于回归热、霍奇金病等。

五、急救处理

尽快查清发热原因是处理急性发热患者的关键。低热和中等热一般可不作特殊处理，即使高热患者亦不要轻易应用退热剂和抗菌药物，以免改变其原有热型或掩盖其他临床表现，给诊治带来困难。若高温系感染所致，应在必要实验室检查和各种培养标本采集后，才给予相应的抗菌药物。遇下列情况应作紧急降温处理：①体温超过40℃。②高温伴惊厥或谵妄。③高热伴休克或心功能不全。④高温中暑。

处理高热的急救措施有：

1. 物理降温

(1) 及时转入有空调的房间，调节室温至22～25℃。

(2) 可用冰袋或冷毛巾置于双侧腋窝、腹股沟和腘窝等大血管易通过处。

(3) 对高热、烦躁、四肢末梢灼热患者可采用冰水擦浴。

(4) 对寒战、四肢末梢厥冷者可采用32～35℃的温水擦浴或30%～50%的酒精擦浴。

(5) 对超高热患者尚可用冰水保留灌肠，胃内灌注冷生理盐水。

2. 药物降温　对严重高热物理降温无效的患者，可采用物理降温。

(1) 10%～25%安乃近滴鼻，每次2～3滴。

(2) 复方氨基比林2ml或柴胡注射液2ml，肌内注射。

(3) 酌情选用阿司匹林、对乙酰氨基酚、肾上腺糖皮质激素、冬眠Ⅰ号等。

3. 对症处理

(1) 若因高温引起脑水肿，在积极治疗原发病同时，可用20%甘露醇溶液200ml和地塞米松5～10mg快速静脉滴注。

(2) 高热惊厥或谵妄者也可酌情应用镇静剂，如地西泮、苯巴比妥等。

(3) 糖皮质激素是很有效的退热药物，但同时可以抑制炎症反应使感染扩散，故在未查明发热的病因时，一般不主张使用糖皮质激素，如高热伴有感染性休克的患者可考虑使用地塞米松5～10mg静脉注射。

4. 病因治疗　各种细菌感染性疾病，如肺炎、胆囊炎、泌尿系感染等，应早期使用广谱抗生素，如有病原体培养结果及药敏试验可针对感染细菌选用敏感抗生素。非感染性发热一般病情复杂，应根据患者的原发病进行有针对性的处理。

5. 其他措施　包括卧床休息，补充水分、营养，对病情较重或有脱水者应纠正水、电解质紊乱。

第2节　昏　迷

案例5-2

患者，男性，60岁，糖尿病史12年，昏迷1小时。入院检查：血糖38.2mmol/L，尿素氮22mmol/L，血钠155mmol/L，血钾4.8mmol/L，尿酮(＋＋)。该患者最可能的诊断是什么？

昏迷是最严重的意识障碍，表现为意识完全丧失，对外界刺激无意识反应，随意运动消失，生理反射减弱或消失，出现病理反射。昏迷是临床上常见的危急症状，病死率很高。

一、病　因

(一) 颅内疾病

1. 颅内感染性疾病　化脓性脑膜炎、脑炎、脑脓肿等。

2. 脑血管病　脑出血、大面积脑梗死、蛛网膜下隙出血等。

3. 颅内占位病变。

4. 闭合性颅脑外伤　脑震荡、脑挫裂伤、外伤性颅内血肿等。

5. 颅内压增高。

6. 癫痫。

(二) 全身性疾病

1. 急性感染性疾病　流行性乙型脑炎、流行性出血热等病毒性感染及立克次体、细菌、寄生虫感染等。

2. 内分泌及代谢障碍性疾病　包括肝性脑病、肺性脑病、甲状腺危象、糖尿病、低血糖等病因所致的性脑病。

3. 水电解质平衡紊乱　包括稀释性低钠血症、低氯血症性碱中毒、高氯血症性酸中毒。

4. 中毒性疾病　一氧化碳中毒、急性苯中毒、急性有机磷农药中毒、急性磷化锌中毒及乙醇中毒等。

5. 物理因素及缺氧性损害所致昏迷　中暑、触电、高原缺氧等。

二、临床表现

1. 浅昏迷　患者的随意运动丧失，对周围事物及声、光等刺激全无反应，眼睑半开，对疼痛刺激尚可出现痛苦的表情或肢体退缩等防御反应。角膜反射、瞳孔对光反射、眼球运动、吞咽反射等可存在。

2. 中度昏迷　对周围事物及各种刺激均无反应，对于剧烈刺激可出现防御反射。角膜反射减弱，瞳孔对光反射迟钝，眼球无转动。

3. 深昏迷　全身肌肉松弛，对各种刺激全无反应，深、浅反射均消失。此时生命体征明显发生变化。

链接 »»

格拉斯哥昏迷评分法

格拉斯哥昏迷评分法（Glasgow coma score, GCS）是衡量颅脑损伤后意识状态的记分评价标准。此种方法分别对患者的睁眼、语言和运动3方面的反应给予评分，最后累计得分。最高分为15分，总分在8分以下者表明昏迷，分数越低，表明意识障碍程度越严重。

睁眼反应	计分	言语反应	计分	运动反应	计分
自动睁眼	4	回答正确	5	遵嘱活动	6
呼唤睁眼	3	回答错误	4	刺痛定位	5
刺痛睁眼	2	语无伦次	3	躲避刺痛	4
不能睁眼	1	只能发声	2	刺痛屈肢	3
		不能发声	1	刺痛伸肢	2
				不能活动	1

三、诊　断

（一）病史要点

1. 起病的缓急　急性起病者多见于脑血管病、外伤和急性中毒性疾病；亚急性起病见于各种脑炎、脑膜炎、肝性脑病、尿毒症性脑病等；逐渐发生者见于颅内肿瘤和慢性硬膜外血肿；阵发性昏迷多见于肝性脑病。

2. 首发症状　如以眩晕等为首发症状者，应考虑椎基底动脉病变；以剧烈头痛、恶心、呕吐为首发症状者多为急性脑血管病；急性颅内或颅外感染性疾病，昏迷前常有发热等。

3. 有无外伤、服用药物、毒物或接触煤气、高温等　如CO中毒、中暑、电击伤等。

4. 有无引起昏迷的内科疾病　如有无糖尿病、肝性脑病、肺性脑病、高血压、癫痫病史等。

（二）体格检查

1. 一般检查

（1）体温：昏迷伴发热多见于脑炎、脑膜炎、肺炎或败血症等感染性疾病。体温过低见于休克、巴比妥类中毒、乙醇中毒、低血糖及甲状腺功能减退等。

（2）脉搏：脉搏增快见于感染性昏迷；细速或不规则见于中毒与休克。急性颅内压增高时脉缓而强。严重脉搏过缓、过速或节律不齐提示心源性因素。

（3）呼吸：呼吸节律改变和呼出特殊气味的气体可提示昏迷的病因。①呼吸增快：见于肺部感染、心力衰竭、肝性脑病、糖尿病酸中毒等。②呼吸减慢：见于吗啡中毒、巴比妥类药物中毒、颅内压增高等。③呼吸气味：呼出气味带氨味见于尿毒症昏迷；糖尿病昏迷呼出气则带烂苹果味；有大蒜臭味者见于有机磷农药中毒；肝性脑病者呼出气体和尿液带有“肝臭”。

（4）血压：血压显著升高见于脑出血、高血压脑病。血压降低见于休克、糖尿病性昏迷及甲状腺、肾上腺皮质功能减退、镇静催眠药中毒等。

（5）皮肤黏膜：皮肤潮红见于感染和酒精中毒；樱桃红色见于CO中毒；苍白见于贫血、失血、休克；黄染见于肝胆疾病或溶血；瘀点见于败血症、流行性脑膜炎、感染性心内膜炎；皮肤湿冷见于休克、低血糖；皮肤干燥见于糖尿病性昏迷、失水及中枢性发热。

（6）其他：注意头、面部有无伤痕及头颅骨折、心率、心律、心脏杂音、肺部啰音、肝脾肿大、腹水、腹肌紧张、浮肿等，并注意检查眼、耳、鼻、口腔及咽部。

2. 神经系统检查

（1）瞳孔：应注意大小、对称性及对光反射。双侧瞳孔散大见于多种药物或食物中毒如颠茄类、氰化物、肉毒杆菌中毒；双侧瞳孔缩小见于有机磷农药或吗啡中毒；双侧瞳孔不等大常提示脑疝形成。

（2）眼底检查：视神经乳头水肿提示颅内高压；视网膜水肿，且黄斑部有星芒状渗出物提示尿毒症；糖尿病者黄斑部有硬性渗出物，眼底有小而圆形出血灶；玻璃体下出血常见于蛛网膜下隙出血。

（3）脑膜刺激征：包括颈项强直、Kernig征和Brudzinski征阳性。多见于脑膜炎、蛛网膜下隙出血和脑出血患者。深昏迷时脑膜刺激征常消失。

（4）神经系统局灶体征：昏迷伴偏瘫提示颅内局灶神经系统病变，如脑血管病变、颅内感染、颅脑外伤、颅内占位性病变等。

（三）辅助检查

1. 血生化检查　血尿素氮、肌酐增高，提示尿毒症；血糖增高合并尿酮体阳性者多为糖尿病酮症酸中毒昏迷；血糖明显降低见于低血糖昏迷；血氨升高见于肝性昏迷。

2. 脑脊液检查　蛛网膜下隙出血者脑脊液可呈血性；化脓性脑膜炎者脑脊液混浊，白细胞增多，蛋白质升高，糖降低或正常；结核性脑膜炎白细胞增多，且以淋巴细胞为主，蛋白质增高，氯化物和糖含量降低。

3. 影像学检查 CT或磁共振成像等可帮助确定诊断，特别是对脑出血、占位性病变、感染等引起的昏迷有决定性意义。

四、鉴别诊断

1. 晕厥　是一过性全脑缺血所致的短暂性意识丧失。发作前常有面色苍白、眼前发黑及头晕，平卧后即迅速恢复。

2. 癔症　常因强烈精神刺激而引起，发病时看似意识丧失，实际并未丧失，暗示性强。

3. 休克　见于急性循环衰竭。血压明显下降，收缩压＜90mmHg，意识水平降低，脉搏细弱，四肢厥冷。

4. 植物状态　是一种特殊的意识障碍，对自身及周围缺乏认知，能睁眼，有睡眠—觉醒周期，不能执行指令。

5. 闭锁综合征　病人一切运动功能均丧失，生活完全不能自理。卧床似昏迷，但大多数病人可以睁眼和瞬目，感觉和认知完全正常，意识清晰，所以可用睁眼、闭眼来对指令做出正确的应答。

五、急救处理

1. 迅速清理呼吸道，保持呼吸道通畅

(1) 将患者置于平卧位头偏向一侧，松开衣领、取下义齿，并清除口腔异物及气道分泌物，必要时负压吸引。

(2) 对于舌后坠较严重者可采取仰面举颏法开放气道。

(3) 放置口咽通气管防止舌后坠阻塞呼吸道，必要时可气管插管或气管切开，以利于痰液清除。

(4) 积极给予鼻导管吸氧或面罩吸氧。

2. 迅速建立静脉通道，维持有效循环功能　在清理呼吸道的同时，应迅速建立静脉通道，对于有休克、心律失常等其他循环障碍情况应予及时纠正，对于心跳呼吸骤停者立即施行心肺复苏。对于昏迷伴有高血压者应适当降压。

3. 尽快处理外伤出血，注意保护脊髓，防止进一步损伤　外伤引起昏迷应尽快控制出血；对疑有脊柱损伤的昏迷患者，应尽量减少搬动并将患者置于硬板床上。疑有颈段脊柱损伤应上颈托，严禁弯曲转动患者身体和头部，防止脊髓进一步损伤。

4. 减轻脑水肿，促进脑功能恢复　如有颅内高压，应于20%甘露醇125～250ml快速静脉滴注，每6～8小时一次；若合并心功能不全或肾功能不全可选用呋塞米；脑外伤或颅内感染引起的脑水肿可给予地塞米松静脉滴注。同时，还应降低脑代谢，促进脑功能恢复，可给予胞磷胆碱750～1000mg加入5%葡萄糖液250～500ml中静脉滴注，每日一次；低温冬眠也能降低脑代谢。

5. 迅速控制抽搐　持续抽搐可造成患者呼吸暂停，使脑缺氧加重，故应立即给予地西泮10～20mg缓慢静脉注射，有效而又复发者，可30分钟后重复使用。

6. 控制高热　高热患者可给予酒精擦浴、冰袋、冰帽等物理降温。

7. 严密监测生命体征　昏迷患者需严密监测血压、脉搏、呼吸，如有异常应及时处理。

8. 病因治疗　根据病因给予相应的治疗，如CO中毒应迅速进行高压氧治疗；有机磷中毒可用阿托品、解磷定；低血糖则立即静脉注射葡萄糖液；中暑应立即给予物理降温等。

第3节　呼吸困难

案例5-3

患者，男，35岁，从12米高处跌下引起左股骨骨折、脾破裂并失血性休克，在治疗中出现极度呼吸困难，口唇发绀，双肺可闻及细湿啰音，PaO_2＜60mmHg，此时有效处理措施是什么？

呼吸困难指患者主观上感到空气不足、呼吸费力，客观上表现呼吸运动用力，严重时可出现张口呼吸、鼻翼扇动、发绀、端坐呼吸，辅助呼吸肌参与呼吸，可有呼吸频率、深度和节律的异常。

一、病　因

（一）呼吸系统疾病

1. 肺部疾病　肺炎、肺水肿、慢性阻塞性肺气肿、肺梗死、弥漫性间质纤维化、急性呼吸窘迫综合征(ARDS)等。

2. 呼吸道梗阻　喉、气管、人支气管的炎症、水肿、肿瘤或开物所致的狭窄或阻塞。

3. 胸廓活动障碍　胸廓畸形、自发性气胸、大量胸腔积液等。

4. 膈肌运动受限　见于高度肠胀气、膈肌麻痹、大量腹水、过度肥胖等。

（二）循环系统疾病

各种原因所致的左心和(或)右心衰竭、心包压塞、肺栓塞和原发性肺动脉高压等。

（三）血液系统疾病

重度贫血、白血病等。

（四）中毒性疾病

感染性毒血症、酸中毒、尿毒症、药物中毒、有机磷杀虫药或灭鼠剂中毒、化学毒物或毒气如亚硝酸盐、苯胺、氯气、氨、光气、二氧化硫等中毒。

（五）神经精神性疾病

脑出血、脑肿瘤、脑外伤、癔症等。

二、临床表现

（一）肺源性呼吸困难

主要是呼吸系统疾病引起的通气、换气功能障碍

导致缺氧和(或)二氧化碳潴留引起。临床上常分为三种类型:

1. 吸气性呼吸困难　主要特点表现为吸气显著费力,严重者吸气时可见"三凹征",表现为胸骨上窝、锁骨上窝和肋间隙明显凹陷,此时亦可伴有干咳及高调吸气性喉鸣。

2. 呼气性呼吸困难　主要特点表现为呼气费力、呼气缓慢、呼吸时间明显延长,常伴有呼气期哮鸣音。

3. 混合性呼吸困难　主要特点表现为吸气期及呼气期均感呼吸费力,呼吸频率增快、深度变浅,可伴有呼吸音异常或病理性呼吸音。

(二)心源性呼吸困难

主要是由于左心和(或)右心衰竭引起,尤其是左心衰竭时呼吸困难更为严重。左心衰竭引起的呼吸困难类型呈混合性呼吸困难,活动时呼吸困难出现或加重,休息时减轻或消失,卧位明显,坐位或立位时减轻,故而当病人病情较重时,往往被迫采取半坐位或端坐体位呼吸。急性左心衰时常可出现夜间阵发性呼吸困难,表现为夜间睡眠中突感胸闷气急,被迫坐起,惊恐不安。轻者数分钟至数十分钟后症状逐渐减轻、消失;重者可见端坐呼吸、面色发绀、大汗、有哮鸣音,咳浆液性粉红色泡沫痰,两肺底有较多湿性啰音,心率加快,可有奔马律。

(三)血源性呼吸困难

多由红细胞携氧量减少,血氧含量减少所致。表现为呼吸浅,心率快。

(四)中毒性呼吸困难

代谢性酸中毒可出现深长而规则的呼吸,可伴有鼾音。某些药物如吗啡类和有机磷杀虫药中毒时,可抑制呼吸中枢,使呼吸变慢、变浅伴有呼吸节律异常的改变。化学毒物中毒可导致机体缺氧引起呼吸困难。

(五)神经精神性呼吸困难

神经性呼吸困难主要是由于呼吸中枢受增高的颅内压和供血减少的刺激,使呼吸变为慢而深,并常伴有呼吸节律的改变。精神性呼吸困难主要表现为呼吸频率快而浅,伴有叹息样呼吸或出现手足搐搦。

三、诊　　断

(一)病史要点

1. 发病急缓　询问起病是突然发生、缓慢发生、还是渐进性发生或者有明显的时间性。

2. 既往史　有无支气管哮喘、心脏病、肾病、糖尿病等病史,有无过敏及吸烟史等。

(二)体格检查

1. 呼吸异常

(1) 呼吸频率:每分钟呼吸超过 24 次称为呼吸频率加快,见于呼吸系统疾病、心血管疾病、贫血、发热等。每分钟呼吸小于 12 次称为呼吸频率减慢,是呼吸中枢受抑制的表现。见于急性镇静催眠药、CO 中毒等。

(2) 呼吸深度:呼吸加深见于糖尿病及尿毒症酸中毒。呼吸变浅见于肺气肿、呼吸肌麻痹及镇静剂过量等。呼吸浅快,见于癔症发作,因过度通气致呼吸性碱中毒而手足抽搐。

(3) 呼吸节律:常见的节律异常是潮式呼吸。这是呼吸中枢兴奋性降低的表现,反映病情严重,见于中枢神经系统疾病和脑部血液循环障碍,如脑动脉硬化、心力衰竭、颅内压增高以及糖尿病昏迷和尿毒症等。Biots 呼吸是一种不规则的节律异常,偶见于脑膜炎、脑炎、中暑、颅脑外伤等。

(4) 呼吸困难的类型:①吸气性呼吸困难:多见于大气道狭窄和阻塞,典型有吸气时胸骨上凹、锁骨上凹、肋间肌下陷(三凹征)及吸气性哮鸣音。②呼气性呼吸困难:多见于慢性阻塞性肺疾病(COPD)、支气管哮喘、痉挛性支气管炎等。表现呼气延长且费力,并常有哮鸣音。③混合性呼吸困难:常见于肺胸疾病,也见于重度贫血、休克等。患者吸气呼气均费力,呼吸频率增快。④劳力性呼吸困难:常见于心功能不全的呼吸困难与活动及劳累有关,严重时患者常取端坐位。急性左心衰时,常表现为夜间阵发性呼吸困难。重症者有发绀、肺部哮鸣音、肺底湿啰音、咳粉红色泡沫痰,即心源性哮喘(cardiac asthma)。见于高血压性心脏病、冠心病等。

2. 伴随症状

(1) 呼吸困难伴发热、咳嗽则考虑支气管、肺部疾病;伴铁锈色痰考虑肺炎;大量粉红色泡沫痰考虑急性肺水肿;果酱色痰考虑肺吸虫病、肺阿米巴病。

(2) 呼吸困难伴发热胸痛则考虑肺炎、胸膜炎、心包炎等。突发呼吸困难伴胸痛可见于肺梗死、自发性气胸或急性心肌梗死。

(3) 呼吸困难伴昏迷多见于中毒、脑出血、脑肿瘤。

(4) 呼吸进行性加快伴顽固性发绀可见于 ARDS。

(5) 呼吸困难伴上腔静脉综合征见于纵隔占位。

(三)辅助检查

1. 胸部 X 线检查　有助于发现各种心肺及胸腔疾病。

2. 动脉血气分析　对于呼吸系统疾病所致的呼吸困难有较大的诊断意义。

3. 血常规、生化检查。

4. 心电图、超声心电图检查,必要时作放射性核素扫描、CT扫描，有助于明确心肺血管系统病变。

四、鉴别诊断

心源性与肺源性呼吸困难的鉴别：

1. 心脏疾病的相应病史、体征、X线和超声表现。

2. 心源性呼吸困难的发生较急骤；肺源性呼吸困难除哮喘、自发性气胸、肺水肿、肺栓塞、ARDS外，多数发作较缓慢。

3. 心源性呼吸困难有夜间阵发性发作和端坐呼吸。

4. 肺源性呼吸困难可有阻塞性通气障碍和$PaCO_2$明显增高。

五、急救处理

1. 畅通气道　保持呼吸道通畅是最基本的治疗手段。①意识障碍者可采取仰面举颏法、仰面抬颈法、托下颌法开放气道，必要时建立人工气道，常用的紧急建立人工气道方法有安置口咽通气管、鼻咽通气管、面罩、环甲膜穿刺、气管插管和气管切开等。②可采取翻身、拍背、吸痰等措施，清除气道内分泌物及异物。③使用B_2受体激动剂、糖皮质激素、茶碱类等药物解除支气管痉挛，减轻气道黏膜肿胀。

2. 纠正缺氧　根据引起呼吸困难的不同原因和不同严重程度而采取不同的氧疗方法，常用的给氧装置有鼻塞、鼻导管、面罩及人工气道。如急性左心衰竭、严重贫血可以高流量吸氧，Ⅱ型呼吸衰竭则应该持续低流量吸氧，病情严重者可采取紧急球囊面罩或人工气道等给氧。

3. 呼吸支持　是抢救严重呼吸困难的主要措施之一，可有效改善通气、纠正缺氧、缓解呼吸肌疲劳，从而挽救生命。

(1) 呼吸兴奋剂：适用于气道基本通畅而呼吸中枢受到抑制而导致的低通气患者。常用药物如尼可刹米、洛贝林等。

(2) 呼吸支持：适用于危及生命的低氧血症、严重的二氧化碳潴留伴严重的酸中毒、严重神志障碍、严重呼吸窘迫或呼吸抑制者。可采取紧急球囊面罩，气管插管和气管切开等方式建立人工气道辅助机械通气。

4. 病因治疗　积极的病因治疗是综合救治的基础，如气道梗阻等应立即解除梗阻；哮喘、肺炎、肺脓肿等应积极解痉、祛痰、抗感染治疗；气胸或胸腔积液时应行胸腔穿刺排气、排液；心力衰竭时应积极利尿、强心、扩张血管治疗；中毒时应给予洗胃、导泻、解毒治疗；严重贫血时可以输血；癔症可予适度镇静等。

5. 其他支持疗法　正酸碱失衡及电解质紊乱，同时加强心、脑、肾等重要脏器功能支持。

第4节　大　咯　血

案例5-4

患者，男，56岁，平素身体健康，吸烟史30年，每日15支以上，昨日突然咯血60ml，无其他不适。体格检查无特殊发现，但胸部X线检查发现左肺上叶有直径约为2cm类圆形密度增高的阴影，边缘有切迹。该患者最可能的诊断是什么？

咯血指喉以下，气管、支气管或肺组织出血，并经口腔咳出，是一种临床常见症状，常由呼吸、循环系统疾病所致，有时也可由外伤、其他系统的疾病或全身性因素引起。咯血量以每24小时＜100ml时称小量咯血，100～500ml称中量咯血，＞500ml称大量咯血。

一、病　因

（一）呼吸系统疾病

1. 支气管疾病　常见有支气管扩张、支气管肺癌、支气管内膜结核和慢性支气管炎等；少见的有支气管结石、支气管腺瘤、支气管黏膜非特异性溃疡等。

2. 肺部疾病　常见有肺结核、肺炎、肺脓肿等；少见于肺淤血、肺梗死、肺寄生虫病、肺真菌病、肺泡炎和肺含铁血黄素沉着症等。

（二）循环系统疾病

风湿性心脏病二尖瓣狭窄（小量咯血因肺瘀血或肺毛细血管破裂出血；大咯血因支气管黏膜下静脉破裂）与急性左心衰竭等。

（三）外伤

如胸部刺伤、挫伤、肋骨骨折、医疗操作（胸腔或肺穿刺、活检、支气管镜检查等）所引起的损伤等。

（四）伴有全身出血倾向的疾病

如肺出血型钩端螺旋体病、流行性出血热、血小板减少性紫癜、白血病、再生障碍性贫血、血友病等。

（五）其他

如氧中毒、子宫内膜异位症等。

二、临床表现

（一）咯血量

每日咯血量在100ml以内为小量，100～500ml为中等量，500ml以上或一次咯血＞300ml为大量。大咯血主要见于空洞型肺结核、支气管扩张和慢性肺脓肿。支气管肺癌主要表现为痰中带血，呈持续性或间断性，少有大咯血。慢性支气管炎和支原体肺炎咳嗽剧烈时，可出现痰中带血或血性痰。

（二）颜色和性状

咯血颜色鲜红主要为见于肺结核、支气管扩张、肺脓肿和出血性疾病。铁锈色血痰主要见于肺炎球菌大叶性肺炎、肺吸虫病和肺泡出血。砖红色胶冻样血痰主要见于典型的肺炎克雷白杆菌肺炎。咯血为暗红色主要见于二尖瓣狭窄。咳浆液性粉红色泡沫样血痰主要见于左心衰竭肺水肿。咯血为黏稠暗红色血痰主要见于肺梗死。

三、诊　　断

（一）病史要点

1. 年龄和性别　青壮年咯血伴有低热、盗汗等症状要考虑肺结核。年龄较大者，尤其是男性应首先考虑肺癌。

2. 既往史　幼年患麻疹或百日咳后有长期反复咳嗽、咯血、咳脓痰的患者多为支气管扩张；有生食螃蟹者可考虑肺吸虫病。

（二）体格检查

1. 咯血伴有急性发热、胸痛常为肺部炎症引起，如细菌性肺炎、干酪性肺炎。

2. 咯血伴发热、咳嗽、咳大量脓痰者多见于肺脓肿。

3. 反复咳嗽、咳脓痰不伴发热者多见于支气管扩张症。

4. 原有心房纤颤或静脉炎的患者突然咯血，伴有胸痛、休克者应考虑肺梗死。

5. 有黏膜、皮下出血等全身出血倾向要考虑血液病。

6. 肺部听到局限性哮鸣音提示支气管有狭窄、阻塞现象，常由肿瘤引起。

7. 慢性肺脓肿、支气管扩张常伴有杵状指(趾)。

（三）辅助检查

1. X线检查　多数肺疾病常规胸片可见病变；必要时行断层摄影；胸部CT对鉴别诊断有意义。

2. 病原学检查　痰液检查可发现结核菌、肿瘤细胞、肺吸虫卵、阿米巴原虫等，阴性结果不可轻易否定诊断，有时常需连续多次的检查。

3. 支气管镜检查　确定出血部位及病因。严重心肺功能损害及大咯血时不宜进行。

4. 肺血管造影　肺动脉造影或选择性支气管动脉造影，可明确出血部位。后者还可作栓塞止血治疗。

5. 其他　心电图、MRI等。

四、鉴别诊断

经口腔吐出血液并非都是咯血，应与口、鼻腔出血或上消化道呕血相鉴别。

1. 鼻咽口腔出血　口腔黏膜、舌或牙龈出血一般不伴随咳嗽，在闭口吸吮时吐出血液，常与唾液相混，检查口腔能发现损伤或出血处。鼻腔出血时血液自前鼻孔流出，若后鼻孔出血则血液沿咽壁下流，吸入呼吸道后再咳出，易被误诊为咯血。

2. 呕血　出血灶多位于食管、胃、十二指肠、胆道等，呕血前常有恶心、呕吐及上腹部不适，呕出物可混有食物，常伴有黑便。有胃、十二指肠溃疡，肝硬化或出血性胃炎病史等。一般咯血先有喉部刺激伴痒感，引起咳嗽，咳出鲜红色带泡沫的血液，常混有痰液，咯血后往往伴有血痰数天，常有肺或心脏病史。

五、急救处理

1. 通畅气道　取侧卧位(或者仰卧者头部偏向一侧)，窒息者采取头低脚高位，保持呼吸道通畅。帮助患者咯出积血，排除口、咽、鼻部血块，必要时及时施行气管插管等。

2. 药物止血

(1) 垂体后叶素：可收缩肺小动脉，降低肺静脉压而止血。一般500ml溶液中加10～20U，静脉滴注，必要时可先100ml溶液中加10U，静脉滴注20分钟。高血压、冠心病、妊娠等忌用。

(2) 其他止血药：如氨甲苯酸、氨甲环酸、酚磺乙胺、卡巴克洛(安络血)、维生素K等均可选择应用。

3. 特殊止血法

(1) 纤维支气管镜止血：由纤维支气管镜注入止血剂如肾上腺素加冷盐水、凝血酶原或纤维蛋白原等。不宜用于大咯血止血。

(2) 支气管动脉栓塞：用于大咯血且不宜手术而保守治疗无效者。

(3) 外科手术：仅用于内科综合治疗无效或有窒息危险的病例，如咯血量＞600ml/24h、一次咯血＞200ml并反复咯血、曾有咯血窒息史等。对于晚期肺癌、非肺疾病出血或严重肺功能差者及无法明确出血部位时，不宜手术。

4. 病因治疗。

5. 其他治疗　卧床休息、必要时给予止咳剂、酌情补液、备血，大咯血应及时输血，防治感染等。

6. 大咯血窒息的抢救　关键在于疏通呼吸道，维持肺功能。应立即体位引流，可取头低脚高45°俯卧位，迅速排出积血；用较粗有侧孔的鼻导管插入气道，边进边吸，尽量深达隆突；必要时尽快用硬质气管镜进行吸引。呼吸停止实施机械通气、给氧、输液、输血等。

第5节 呕 血

案例5-5

患者，男性，70岁，胃溃疡病史20年。近3个月来腹痛加重，经常排黑色粪便。3小时前开始呕血，共呕3次，总量为1100ml。体格检查：血压85/50mmHg，重度贫血貌，腹软，剑突下饱满，有压痛。实验室检查：血红蛋白70g/L，粪便隐血试验(+++)。该患者最可能的诊断是什么？

呕血是上消化道疾病(指屈氏韧带以上的消化器官，包括食管、胃、十二指肠、肝、胆、胰疾病)或全身性疾病所致的急性上消化道出血，血液经口腔呕出。

一、病 因

(一) 上消化道疾病

1. 食管疾病 食管的炎症、溃疡、糜烂、憩室、癌肿及损伤等。

2. 胃部疾病 主要有胃溃疡(包括急性和慢性溃疡)、急性胃炎和慢性胃炎、胃部恶性肿瘤(如癌肿、肉瘤等)、胃平滑肌瘤、腺瘤等、膈上胃(裂孔疝)、胃术后出血、胃损伤和胃黏膜脱垂等。

3. 十二指肠疾病 十二指肠溃疡、炎症、糜烂、憩室、肿瘤和损伤等。

4. 肝、胆道疾病 肝硬化门静脉高压可引起食管和胃底静脉曲张破裂出血；肝癌、肝脓肿或肝动脉瘤破裂出血；胆道结石、胆道蛔虫、胆囊癌、胆管癌均可引起出血。

5. 胰腺疾病 急慢性胰腺炎合并脓肿或囊肿、胰腺癌破裂出血。

(二) 消化系统临近器官疾病

如胸主动脉瘤破裂进入食管等。

(三) 全身性疾病

1. 感染性疾病 流行性出血热、败血症、暴发型肝炎等。

2. 血液疾病 血友病、血小板减少性紫癜及白血病等。

3. 结缔组织病 系统性红斑狼疮、皮肌炎等。

4. 其他 尿毒症、肺源性心脏病、呼吸功能衰竭等。

二、临床表现

1. 呕血 呕血的颜色主要取决于出血的部位、出血量及在胃内停留的时间。若出血量多、在胃内停留时间短、出血位于食管则鲜红或混有凝血块，或为暗红色；当出血量较少或在胃内停留时间长，则因血红蛋白与胃酸作用形成酸化正铁血红蛋白，呕吐物可呈咖啡渣样棕褐色。

2. 黑便 便血颜色可因出血部位不同、出血量的多少以及血液在肠腔内停留时间的长短而异。上消化道或小肠出血并在肠内停留时间较长，则因红细胞破坏后，血红蛋白在肠道内与硫化物结合形成硫化亚铁，使粪便呈黑色，更由于附有黏液而发亮，类似柏油，故又称柏油样便。

3. 出血部位及出血量 ①出血部位：出血部位在幽门以下者，仅表现为黑便；出血部位在幽门以上，则同时伴有呕血，但出血量少仅表现为黑便；反之，如果幽门出血量较大，也可引起呕血症状。②出血量：应根据患者全身表现来估计出血量：一般大便隐血试验阳性提示出血量>5ml/日；大便呈柏油样便时，每日出血量为50～100ml；出现呕血提示胃内储积血量在250～300ml；短期内出现头晕、乏力、心悸的消化道出血，提示短期内出血量超过400～500ml以上；短期内出血量超过1000ml，可出现周围循环衰竭表现，应动态观察血压、心率等相关指标。

4. 失血性周围循环衰竭 消化道出血量为血容量的10%～15%时，除头晕、畏寒外，多无血压、脉搏等变化；出血量达血容量的20%～30%时，则有冷汗、四肢厥冷、心慌、脉搏增快等急性失血症状；若出血量为血容量的30%以上，则有急性周围循环衰竭的表现，显示脉搏频数微弱、血压下降、呼吸急促及休克等。

5. 其他 大量呕血可出现氮质血症、发热等表现。

三、诊 断

(一) 病史要点

1. 既往病史 仔细询问有无胃、十二指肠、肝、胆、胰等疾病史及病情严重程度和病程长短，认真了解呕血前驱症状等。

2. 诱因 有无暴饮暴食、大量饮酒、摄入特殊药物(如水杨酸制剂、激素等刺激胃肠黏膜的药物)等。

(二) 体格检查

1. 呕血伴腹痛 腹痛具有一定的周期性与节律性多为消化性溃疡。腹痛无明显规律性并有厌食及消瘦者应警惕胃癌，胃癌有时可触及上腹部肿块或锁骨上淋巴结肿大。

2. 呕血伴肝脾肿大 脾大，皮肤有蜘蛛痣、肝掌、腹水或腹壁静脉曲张，化验有肝功能障碍，提示肝硬化门脉高压。出现肝区疼痛、肝大、质地坚硬、表面凹凸不平或有结节，血液化验甲胎蛋白阳性者多为肝癌。

3. 呕血伴黄疸 黄疸、寒战、发热伴右上腹绞痛而呕血者，可能由肝胆疾病引起。

4. 全身出血倾向　消化道出血伴皮肤黏膜出血者，可见于急性传染病及血液疾病，如流行性出血热、重症肝炎、白血病和血友病等。

（三）辅助检查

1. 血常规　血红蛋白、红细胞和血细胞比容数值降低，白细胞计数增高。

2. 大便常规及隐血　呕血肉眼可确定或经实验室检查可查出隐血。

3. 氮质血症　一次性出血后数小时内，血中尿素氮即可增加，于24～48小时内达最高峰，一般3～4天降至正常。

4. 急诊内镜检查　可以确定出血部位及出血原因。内镜检查原则上应在出血后24～48小时内进行；重症出血者应在抗休克治疗，收缩压＞80mmHg时方可检查。内镜检查准确率在90%以上，可明确出血部位。

四、鉴别诊断

1. 呕血与咯血的鉴别要点 见表5-1。

表5-1　呕血咯血的鉴别

项目	呕血	咯血
病史	胃、十二指肠溃疡或肝硬化等	肺结核、支气管扩张、心脏病等
出血方式	呕出	咳出
出血前症状	恶心、呕吐、上腹部不适或疼痛	喉痒、咳嗽，胸闷等
血液颜色	暗红色或咖啡色	鲜红
血液内混合物	食物或胃液	泡沫或痰
血液反应	酸性	碱性
黑便	有	无(如血液吞下后可有)

2. 食管静脉曲张破裂出血与消化性溃疡出血鉴别　前者有肝病史，无腹痛病史，有肝硬化体征；脾脏肿大，出血后脾脏明显缩小，多为突然大呕血，色鲜红或暗红，血氨升高，肝功能明显异常。而后者出血前有消化性溃疡，腹痛病史，出血后腹痛缓解，体检有局限性上腹部压痛，出血主要表现为黑便，少数患者呕咖啡样血液，血氨测定正常。

五、急救处理

（一）保持呼吸道通畅，避免呕血时引起窒息

（二）补充血容量

先用生理盐水、林格液，如收缩压低于90mmHg或血红蛋白低于70g/L，尽快输全血。肝硬化患者尽量输新鲜血，因库存血含氮较多，易发生肝性昏迷。

（三）止血措施

1. 局部药物止血　①去甲肾上腺素8mg加入生理盐水100mL中分次口服。②凝血酶粉用生理盐水稀释后分次口服，每次用量500～2000U。

2. 全身药物止血　①H_2受体阻滞剂：常用西咪替丁、雷尼替丁、法莫替丁。②质子泵抑制剂：奥美拉唑40mg，静脉滴注，每日1至3次。③生长抑素：用其抑制胃酸分泌、降低内脏血流量。生长抑素6mg或奥曲肽0.6mg加入生理盐水中，维持14小时。

3. 其他止血治疗

(1) 内镜下止血治疗：治疗方法包括激光、热探头、高频电灼、微波及注射疗法。对于食管静脉曲张破裂出血，可在血管内、血管旁注射硬化剂。

(2) 食管胃底静脉曲张破裂出血：可采用：①三腔二囊管压迫止血。②静脉滴注垂体后叶素。③经颈静脉肝内门体分流术。

(3) 介入治疗：对出血量大，内科药物治疗无效的患者，可行血管造影，明确出血部位，并且可行血管栓塞术止血。

(4) 外科手术治疗：有反复多次上消化道大出血，可考虑外科手术治疗。

（四）其他措施

包括卧床休息、吸氧、有呕血者应禁食；监测生命体征如心率、血压、脉搏、呼吸、尿量及神志变化，定期检查血红蛋白浓度、血细胞比容等。

第6节　急性腹痛

案例5-6

患者，男，40岁，会餐后自觉右上腹似刀割样疼痛而来就诊。患者自述腹部疼痛剧烈，弯腰可使疼痛稍微缓解，以往曾有2次类似的发作，每次均在饱餐后，持续时间不等，与此同时患者还感觉右肩部疼痛。医生观察患者面色苍白，肢端湿冷，痛苦表情，还伴有恶心、呕吐。该患者最可能的诊断是什么？

急性腹痛是自觉腹部突发性疼痛，具有起病急、变化快、病情重的特点，如果诊断和处理不当，后果严重。急性腹痛是急诊常见的临床症状，其诊断和鉴别诊断需要对各种致病因素，临床特点和辅助检查全面了解和掌握。

一、病　　因

（一）腹内疾病

1. 急性炎症或肿胀　急性胃炎、急性肠炎、急性阑尾炎、急性胆囊炎、急性胰腺炎、急性腹膜炎、急性

肝炎、子宫内膜异位症等。

2. 急性穿孔或破裂　胃癌急性穿孔、伤寒肠穿孔、胆囊炎穿孔、肝破裂、脾破裂、异位妊娠破裂等。

3. 空腔脏器梗阻或扭转　粘连性肠梗阻、肠套叠、蛔虫性肠梗阻、肠扭转、大网膜扭转、胆囊扭转、卵巢囊肿扭转等。

4. 内脏血管病变　肠系膜动脉栓塞、门静脉血栓形成、脾梗死、夹层动脉瘤等。

5. 内脏功能紊乱　肠易激综合征、腹型癫痫等。

（二）腹壁疾病

自发性腹膜炎、结核性腹膜炎、腹壁脓肿等。

（三）腹外疾病

1. 胸腔疾病　肺炎、胸膜炎、急性心肌梗死、急性纵隔炎、食管穿孔、食管裂孔疝等。

2. 盆腔疾病　尿路感染、生殖器肿瘤、生殖器炎症等。

3. 胸腰椎疾病　脊髓肿瘤、脊髓结核危象等。

（四）全身性疾病

1. 代谢性疾病　糖尿病酮症酸中毒、尿毒症等。

2. 中毒性疾病　铅中毒、导泻药中毒等。

3. 过敏性疾病　过敏性紫癜等。

4. 血液系疾病　白血病、淋巴瘤等。

5. 内分泌疾病　甲状旁腺功能亢进或减退症、肾上腺皮质功能减退症等。

二、临床表现

1. 腹痛部位　一般来说，最先出现腹痛的部位或腹痛最显著的部位往往与病变部位一致。因此，可根据脏器的解剖部位，初步判断病变所在脏器。急性腹痛是由一点开始，然后波及全腹者多为实质脏器破裂或空腔脏器穿孔。如胃十二指肠溃疡穿孔其疼痛始于上腹，后波及全腹；盆腔炎始于下腹可波及全腹。转移性腹痛主要见于急性阑尾炎，腹痛始于上腹，再转至脐周，几小时后转移到右下腹的固定部位。可出现牵涉痛或放射痛，如胆囊炎、胆石症出现右上腹或剑突下的疼痛，但同时可有肩或肩胛下角痛；急性胰腺炎的上腹痛同时可伴左肩痛或左右肋缘至背部的疼痛；十二指肠后壁穿透性溃疡可致第11～12胸椎右旁区放射痛；输尿管上段或肾结石呈腰痛，并有下腹或腹股沟区放射痛，而输尿管下段结石则出现会阴部的放射痛。腹腔以外的疾病亦可引起腹痛，如右侧肺炎、胸膜炎，由于炎症刺激肋间神经和腰神经分支，可引起右侧上、下腹痛易被误诊为胆囊炎或阑尾炎。

2. 腹痛性质　腹痛性质反映了腹腔内脏器的性质，大致可分为三种：①持续性钝痛或隐痛，多表示炎症性或出血性病变，如阑尾炎、急性胰腺炎、肝破裂出血等。②阵发性腹痛，多表示空腔脏器发生痉挛或阻塞病变，腹痛持续时间长短不一，有间歇期，间歇期无疼痛。如机械性小肠梗阻、输尿管结石等。③持续性腹痛伴阵发性加重，多表示炎症和梗阻并存。如肠梗阻发生绞窄、胆结石合并胆道感染。需注意的是，上述不同规律的腹痛可出现同一疾病的不同病程中，并可相互转化。

3. 腹痛程度　可反映腹腔内病变的轻重，但由于个体对疼痛的敏感程度及耐受程度有所差别，故缺乏客观的指标。一般来说，炎症性刺激引起的腹痛较轻。空腔脏器的痉挛、梗阻、嵌顿、扭转或绞窄、出血、化学性刺激所产生的疼痛程度较重，难以忍受，如胆道蛔虫所致的胆绞痛。胃十二指肠穿孔，消化液对腹膜的化学刺激，呈刀割样痛，病人平卧不敢翻身，不敢深吸气，甚至拒绝触摸腹部。

三、诊　　断

（一）病史要点

1. 既往史　既往史可能有助于病因的判断，有类似发作的可能是同一种疾病的反复发作。但需注意有冠心病、高血压病史的患者，腹痛可能是心血管疾病发作的不典型症状，如心肌梗死、夹层动脉瘤等；糖尿病患者发生酮症酸中毒时也可能以腹痛为首发症状。

2. 诱因　急性腹痛常与饮食有关，如胆囊炎、胆石症常发生于进食油腻食物后，急性胰腺炎常与过食或过量饮酒有关；胃十二指肠溃疡穿孔在饮食后多见；剧烈活动后突然腹痛应考虑肠扭转可能；驱虫不当可以是胆道蛔虫病的诱因。

3. 发生的缓急　腹痛开始时轻，以后逐渐加重，多为炎症性病变。腹痛突然发生、迅速恶化，多见于实质脏器破裂、空腔脏器穿孔以及空腔脏器急性梗阻、绞窄或脏器扭转等，如急性肠扭转、绞窄性肠梗阻等。

4. 月经史　所有女性腹痛患者均需详细询问月经史，注意有无异位妊娠破裂或者黄体破裂的可能。

（二）体格检查

对腹痛患者进行重点在腹部体检的同时应注意患者的一般及全身情况，如血压、脉搏、是否存在贫血或黄疸等，切忌只查腹部，忽略全身。怀疑有妇科疾病时应行妇科阴道指诊。

1. 伴随症状　腹痛的常见伴随症状有恶心、呕吐、排便改变、发热、黄疸、休克等，均有不同提示意义，询问病史时应尤为注意。

（1）腹痛伴呕吐：恶心呕吐先于腹痛，多见于内科性疾病，如急性胃炎、急性胃肠炎等；呕吐发生于腹痛之后，多见于腹腔内炎症和梗阻性外科疾病，如阑尾炎、腹膜炎、低位肠梗阻或泌尿系结石等；腹痛同时伴剧烈呕吐，多为梗阻性疾病，如肠梗阻、肠扭转、胆石症等。

（2）腹痛伴腹胀：腹痛伴腹胀、呕吐、肛门停止排气、排便提示肠梗阻。腹痛伴局部膨隆，表明病变局限在腹腔中的某一部位，见于闭袢性肠梗阻、急性胃扩张、腹腔占位性病变等；腹痛伴全腹膨隆，常见于原发性腹膜炎麻痹性肠梗阻、结肠肿瘤晚期低位肠梗阻。

（3）腹痛伴排便异常：腹痛伴血便提示肠套叠、绞窄性肠梗阻、急性出血性坏死性肠炎、肠系膜动脉梗死或肠系膜血栓形成等；腹痛伴腹泻，多为胃肠道炎症引起；腹痛伴便秘，首先要考虑肠梗阻和急性腹膜炎。

（4）腹痛伴血尿：多见于泌尿系结石或肿瘤、肾动脉栓塞。

（5）腹痛伴发热：多考虑胆道系统炎症、腹腔脏器脓肿等。

（6）腹痛伴黄疸：主要考虑胆道系统梗阻、胰腺、肝脏疾病。

（7）腹痛伴休克：多见于腹腔空腔脏器穿孔、绞窄、坏死，血管或实质脏器破裂出血以及腹腔内严重感染，如胃肠道穿孔、绞窄性肠梗阻、肠扭转，腹主动脉瘤破裂出血、肝脾破裂，急性梗阻性化脓性胆管炎、急性坏死性胰腺炎等。

（8）腹痛伴腹部包块：腹痛前先有肿块，应考虑肿瘤或瘤蒂扭转；腹痛同时或腹痛后伴发肿块，一般多为炎症肿块、肠套叠、机械性肠梗阻等。腹部肿块存在，常常表示病变所在部位。

2. 腹部体检　腹部体检顺序应以视、听、触、叩为宜，以免触叩诊后影响肠鸣音的听诊。

（1）视诊：腹部膨隆，或者看到肠型蠕动波，提示肠梗阻。

（2）听诊：肠鸣音亢进提示肠炎或者肠梗阻，肠鸣音减弱、消失提示肠麻痹。

（3）触诊：①压痛：固定部位的压痛提示病变部位所在。急性胆囊炎时 Murphy 征阳性，急性阑尾炎时麦氏点压痛明显。②肌紧张和反跳痛：提示壁腹膜有炎症累及。

（4）叩诊：①移动性浊音阳性：提示腹腔有积液或者积血。②肝浊音界消失：提示空腔脏器的穿孔。③实质性脏器的叩击痛：提示相应脏器的病变。

（三）辅助检查

1. 血常规　炎症时血白细胞总数及中性粒细胞计数升高，有腹腔内出血时血红蛋白含量常下降。

2. 尿常规　血尿提示泌尿道结石、肿瘤或者外伤；脓尿提示泌尿系统感染；尿糖及酮体阳性应警惕酮症酸中毒。

3. 血、尿淀粉酶　急性腹痛时多种原因可导致血、尿淀粉酶升高，但若升高达正常两倍以上并持续升高，需考虑急性胰腺炎。

4. X线检查　空腔脏器穿孔时，膈下出现游离气体；肠梗阻时可见肠管扩张和多个气液平面。

5. 超声检查　有助于发现肝、胆、胰腺、肾脏的病变及腹腔内积液。

6. 腹腔穿刺　发现腹腔积液时，应行诊断性腹腔穿刺检查，尤其穿刺液为不凝性血性液体时，提示有腹腔内出血，常是急诊手术的指征。

7. 心电图检查　老年患者或者有心血管疾病既往史的患者应行心电图检查，以排除心绞痛、心肌梗死等引起的腹痛。

四、鉴别诊断

1. 炎症性疾病　起病较慢，腹痛由轻转重，呈持续性。病变部位有固定压痛，腹膜刺激征局限于病变局部，可随病变加重而逐渐扩展范围。体温升高，脉搏快，白细胞数升高、核左移。

2. 穿孔性疾病　腹痛多突然发生或突然加重，呈持续性剧痛，伴有休克。腹膜刺激征明显，肠鸣音减弱或消失，并可有气腹和腹腔渗出液。

3. 梗阻性或绞窄性疾病　起病急骤，腹痛剧烈，呈绞痛性。腹痛中间有间歇期隐痛，常呈渐进性阵发性加重。机械性肠梗阻有气过水音、金属音，伴有呕吐、腹胀，早期无腹膜刺激征。

4. 脏器扭转性疾病　起病急，腹痛剧烈，常有轻度休克，腹痛呈持续阵发性加重，可扪及有明显疼痛的包块，早期无腹膜刺激征，随着脏器坏死的发生而出现，严重者可出现中毒症状和中毒性休克。

5. 出血性疾病　如是实质性脏器自发性或病理性破裂出血，腹痛较炎症性疾病轻，呈持续性，腹膜刺激征轻，有面色苍白、冷汗、手足凉、脉细数等失血性休克征象，腹腔内有移动性浊音，腹腔穿刺抽出不凝固血液，进行性血红蛋白和红细胞计数减少。

6. 损伤性疾病　包括空腔脏器和实质性脏器的损伤。由于损伤脏器不同及损伤程度不同，表现特点各异。当空腔脏器损伤，如胃、肠破裂，其内容物流入腹腔常引起严重腹膜炎；实质性脏器破裂，如肝、脾破裂，可造成腹腔内出血，出现失血性休克。

五、急救处理

（一）对未能确诊的患者

禁止使用麻醉性镇痛剂，以免掩盖病情，同时禁饮食、禁热敷、禁用泻药、禁止灌肠，以免炎症扩散。

1. 卧床休息，严密观察生命体征变化。

2. 禁食、胃肠减压 胃肠减压可以减轻腹胀，缓解消化道梗阻，对消化道穿孔或破裂的患者可以避免消化液进一步漏入腹腔。

3. 有脱水、血压降低或反复呕吐、腹泻者，应适当补液。

4. 有发热感染征象者，可给予抗生素治疗。

（二）对已初步确诊的患者

要从整体出发，注意全身情况，休克患者要首先抗休克治疗，同时针对病因治疗，需要手术的患者尽早手术，以免延误手术时机而带来无可挽回的后果。手术指征包括：

1. 急性剧烈腹痛经短期非手术治疗无明显好转或持续加重者。

2. 有进行性内出血征象，经抗休克治疗无效或再度出现者。

3. 腹部闭合性损伤伴休克，腹腔穿刺抽出不凝血者。

4. 腹腔内脏器穿孔，估计穿孔较大不能自愈，或穿孔所致炎症明显，有可能发生感染性休克者。

5. 原因不明，但有明显腹膜刺激征，经治疗不见减轻、消失或反而扩大，或已形成弥漫性腹膜炎者。

（孟 杰）

目标检测

一、名词解释

1. 急性发热 2. 超高热
3. 呼气性呼吸困难 4. 大咯血
5. 柏油样便

二、填空题

1. 昏迷的临床分级为________、________、________三种。
2. 格拉斯哥昏迷计分法以________、________、________三项指标的检查结果来判断患者昏迷的程度。
3. 严重吸气性呼吸困难患者吸气时可见“三凹征”，即为________、________、和________明显凹陷。
4. 急性胰腺炎可向________部位放散疼痛；胆囊炎可向________部位放散疼痛。

三、选择题

1. 浅昏迷患者对以下哪种刺激可有反应（ ）
   A. 光 B. 声音 C. 推
   D. 拉 E. 压眶上神经
2. 病理性双侧瞳孔缩小，可见于（ ）
   A. 青光眼 B. 视神经萎缩
   C. 脑肿瘤 D. 有机磷农药中毒
   E. 脑疝
3. 某发热病人，近4天来体温维持在39～41℃，24小时内体温波动互相差不超过1℃。查体：腹部玫瑰疹，肝脾肿大，该病人的热型是以下哪种（ ）
   A. 弛张热 B. 间歇热 C. 稽留热
   D. 回归热 E. 波状热
4. 某结核病人咯血突然中止，出现极度呼吸困难，表情恐怖，两手乱抓，首要的处理措施为（ ）
   A. 立即吸氧
   B. 立即使用尼可刹米
   C. 立即输血
   D. 立即置病人于头低脚高位并拍背
   E. 立即会诊
5. 某男性病人，患溃疡病多年，今晨于饱餐后突然出现上腹部剧烈疼痛、腹肌紧张及休克，首先应考虑并发（ ）
   A. 急性胰腺炎 B. 急性胃穿孔
   C. 急性胆囊炎 D. 幽门梗阻
   E. 反流性食管炎

四、简答题

1. 如何处理高热病人？
2. 咯血与呕血如何鉴别？
3. 如何抢救大咯血病人？
4. 如何处理急性腹痛病人？
5. 如何对呼吸困难病人的病因进行诊断？

第6章　急性中毒与理化疾病

> **学习目标**
> 1. 掌握急性中毒与理化疾病临床表现
> 2. 理解急性中毒与理化疾病的病因
> 3. 掌握急性中毒与理化疾病急救措施

第1节　急性中毒概论

随着经济的发展，人们接触化学品及药物的机会越来越多，意外中毒事件时有发生。化学物质进入人体，在效应部位积累到一定量而产生损害的全身性疾病称中毒。引起中毒的物质称毒物。常见的毒物有：工业性毒物(如苯、汞等)、药物、农药、有毒动植物、灭鼠药、细菌性食物等。中毒分为急性中毒和慢性中毒两类，长期小量毒物逐渐进入人体内，在体内蓄积到一定程度后，才出现中毒症状，称为慢性中毒，其发病慢、病程长，多缺乏特异性诊断指标，容易误诊、漏诊。在短时间内接触大量毒物后发病者称急性中毒，其发病急、症状重，如不及时救治，可危及生命，急性中毒是临床常见的急症，其病情急骤，变化迅速，必须尽快作出诊断与急救处理。

一、病因与发病机制

（一）病因

毒物品种繁多，按其使用范围和用途可分为下列几种：

1. 工业性毒物　有化学溶剂、油漆、重金属汽油、氯气、氰化物、甲醇、硫化氢等。

2. 农业性毒物　有机磷农药、化学除草剂、灭鼠药、化肥等。

3. 药物过量中毒　许多药物(包括中药)过量均可导致中毒，如洋地黄、抗癫痫药、退热药、镇静催眠药、抗心律失常药等。

4. 动物性毒物　毒蛇、蜈蚣、蜂类、蝎、蜘蛛、河豚、新鲜海蜇等。

5. 食物性毒物　过期或霉变食品、腐败变质食物、添加剂有毒的食品等。

6. 植物性毒物　野蕈类、乌头、白果等。

7. 其他　强酸、强碱、一氧化碳、化妆品、洗涤剂、灭虫药等。

（二）发病机制

毒物可通过皮肤黏膜、呼吸道、消化道或直接注射吸收。毒物被吸收后进入血液，分布于全身。有些毒物对某些组织或器官有特殊亲和力，则主要沉着在该组织器官中，如麻醉药物、安眠药物多分布和沉着于神经系统；洋地黄则有嗜心肌性。肝脏是毒物在体内代谢转化的主要场所，经氧化、还原、水解、结合等方式，大多数毒物经代谢后毒性降低，成为低毒或无毒产物。少数毒物在代谢后毒性反而增强，如对硫磷氧化后则变为毒性更强的对氧磷。大多数毒物由肾脏排出；气体和易挥发毒物部分以原形经呼吸道排出；重金属铅、汞、锰以及生物碱由消化道排出；此外，铅、汞、砷及吗啡和催眠药等可由乳汁排出。主要发病机制有：

1. 直接化学损伤　强酸、强碱可吸收组织中的水分，并与蛋白质或脂肪结合，数秒钟内即可使接触部位细胞变性、坏死。

2. 阻碍血红蛋白的携氧功能　一氧化碳、硫化氢、氰化物等窒息性毒物通过不同途径阻碍氧的吸收、转运或利用，导致组织缺氧。脑和心肌对缺氧敏感，易发生损害而引起意识障碍和心功能改变。

3. 麻醉作用　有机溶剂和吸入性麻醉药有强亲脂性。脑组织和细胞膜含脂量高，上述毒物蓄积达一定量后可通过血-脑脊液屏障，进入脑组织内而抑制脑功能。

4. 抑制酶的活力　很多毒物本身或其代谢产物抑制酶的活力而产生毒性作用。如有机磷农药抑制胆碱酯酶，重金属抑制含巯基的酶。氰化物抑制细胞色素氧化酶等。

5. 干扰细胞或细胞器的生理功能　四氯化碳可使肝细胞产生脂质过氧化，引起线粒体、内质网变性，肝细胞坏死。酚类(五氯酚、棉酚、二硝基甲酚等)使线粒体氧化磷酸化作用解耦联，妨碍ATP形成和储存，结果释放出大量能量而发热。

6. 受体的竞争 如阿托品阻断毒蕈碱受体。

7. 变态反应　某些化学物质具有半抗原性质，在体内激发各种异常免疫反应，如哮喘、肝肾损害等。

链接

毒物作用的强弱与毒物的理化性质、接触的量和时间、个体敏感性及平时健康状况等有关。毒物的量越大作用越快；气态毒物作用越快，液态次之，固态再次之。同等情况下容易中毒的有老年人、小儿、妊娠、哺乳期；患病时，尤其患心、肝、肾疾病的患者；处于饥饿、疲劳状态下；特异性过敏体质者。

二、临床表现

（一）皮肤黏膜

1. 皮肤及口腔黏膜灼伤　见于强酸、强碱、甲醛、苯酚、甲酚皂溶液（来苏儿）等腐蚀性毒物中毒。硫酸痂皮呈黑色，盐酸痂皮呈棕色，硝酸痂皮呈黄色，来苏儿呈白色。

2. 发绀　引起氧合血红蛋白不足的毒物可出现发绀。如麻醉药、有机溶剂抑制呼吸中枢，刺激性气体引起肺水肿等，都可引起发绀。亚硝酸中毒能产生高铁血红蛋白血症而出现发绀，往往是由口服引起，故又称肠源性发绀。

3. 黄疸　见于四氯化碳、毒蕈、鱼胆等中毒损害肝脏可致黄疸。

4. 樱桃红色　见于一氧化碳中毒。

5. 潮红　见于阿托品、乙醇等中毒。

6. 大量出汗　见于有机磷、毒蕈等中毒。

（二）眼的表现

1. 瞳孔扩大　见于阿托品、颠茄、乙醇、麻黄碱、氰化物等中毒。

2. 瞳孔缩小　见于有机磷农药、氨基甲酸酯杀虫药、吗啡、二醋吗啡（海洛因）、麻醉剂、安眠药、氯丙嗪、毒扁豆碱等中毒。

3. 复视　见于乌头碱中毒。

4. 视神经炎　见于甲醇中毒。

（三）神经系统

1. 昏迷　见于多种毒物中毒，如麻醉剂、安眠药、乙醇、有机磷农药、阿片类、氰化物、亚硝酸盐、阿托品类、一氧化碳、二氧化碳、砷、苯、硫化氢等中毒。

2. 惊厥　见于窒息性毒物、剧毒灭鼠药、有机氯杀虫药、异烟肼中毒等。

3. 抽搐　见于中枢兴奋剂（士的宁、樟脑）、氰化物、有机磷农药、有机氯农药、氯丙嗪、硫化氢等中毒。

4. 谵妄　见于阿托品、乙醇、抗组胺药等中毒。

5. 精神失常　见于二氧化碳、一氧化碳、有机溶剂、阿托品等中毒。

6. 瘫痪　见于可溶性钡盐、三氧化二砷、蛇毒等中毒。

7. 肌纤维颤动　见于有机磷及氨基甲酯类杀虫药中毒。

（四）呼吸系统

1. 呼吸气味异常　有机磷农药、铊中毒有大蒜味；乙醇中毒有酒味；氰化物中毒有苦杏仁味；硫化氢中毒有臭蛋味。

2. 肺水肿　见于刺激性气体、有机磷农药、磷化锌、棉子等中毒。

3. 呼吸增快　水杨酸、甲醇、樟脑等中毒致呼吸中枢兴奋。

4. 呼吸减慢　见于麻醉药、催眠药、吗啡、白果等中毒。

（五）循环系统表现

1. 心律失常　见于洋地黄、氨茶碱、乌头、蟾蜍等兴奋迷走神经；拟肾上腺素药、三环类抗抑郁药等兴奋交感神经，均可引起心律失常。

2. 心搏骤停　严重的洋地黄及氨茶碱中毒、窒息性毒物中毒、低钾血症、奎尼丁、锑剂、麻醉剂、有机磷农药等中毒。

3. 休克　剧烈吐泻血容量减少，见于三氧化二砷中毒；血浆渗出，见于强酸、强碱中毒；抑制血管舒缩中枢，使周围血管扩张，见于巴比妥类中毒；损害心肌，见于砷、锑中毒。

（六）消化系统

1. 呕吐　见于酸、碱、砷、磷和卤素、尼古丁、洋地黄、白果等中毒。

2. 剧烈腹痛腹泻　毒蕈中毒。

3. 大量流涎　见于乌头碱、毒蜘蛛、有机磷农药中毒。

4. 腹胀、便秘　见于棉子中毒。

（七）血液系统

1. 溶血性贫血　见于砷化氢、苯胺、硝基苯等中毒。

2. 出血　见于阿司匹林、氯霉素、抗癌药等可引起血小板质和量的异常；肝素、双香豆素、蛇毒等引起凝血功能障碍。

3. 白细胞减少和再生障碍性贫血　见于氯霉素、抗肿瘤药、苯等中毒。

（八）泌尿系统

1. 血红蛋白尿　毒蕈、蚕豆、蛇毒和各种引起急性溶血的毒物中毒。

2. 绿蓝色尿　见于酚类、亚甲蓝中毒。

3. 少尿、无尿　见于四氯化碳、升汞、氨基糖苷类、第一代头孢菌素类抗生素、毒蕈、生鱼胆等中毒，引起肾小管坏死；砷化氢中毒引起血管内溶血，血红蛋白由尿排出时阻塞肾小管等。

（九）发热

见于阿托品、棉酚、二硝基酚等中毒。

三、诊　　断

急性中毒的诊断主要根据毒物接触史、临床表现及对毒物分析、鉴别诊断、实验室检查，最终作出病因诊断。但毒物鉴别又是非常复杂，有的监测尚存在假阳性和假阴性结果，故需要综合分析科学判断。

四、救治措施

急性中毒急救，应根据毒物的种类、中毒的途径及病情评估进行综合救治。急救原则是：立即终止继续接触毒物；维持生命体征的稳定；清除进人体内已被吸收或尚未吸收的毒物；使用特效解毒药；对症及支持治疗；防治并发症。

（一）立即终止继续接触毒物

毒物经呼吸道侵入时，要立即将病人撤离中毒现场，转移到空气新鲜的地方，保持呼吸道通畅，皮肤侵入时，清洗接触部位皮肤，由胃肠道进入的毒物应立即停止服用。

（二）维持生命体征的稳定

急性中毒病情危重者，首先要保持呼吸道通畅．维持呼吸、循环功能和生命体征的稳定，必要时及时建立人工气道、辅助呼吸等，加强监护。心跳呼吸停止者，立即进行心肺脑复苏抢救。

（三）清除尚未吸收的毒物

清除尚未吸收的毒物越早、越彻底越好。

1. 清除皮肤上的毒物　毒物经皮肤吸收中毒时，立即脱去污染的衣服，用肥皂水或大量温清水清洗皮肤、毛发和指甲。

2. 消除胃肠道内尚未吸收的毒物　清除胃肠道内尚未吸收毒物的方法有催吐、洗胃、导泻和灌肠。

(1) 催吐：适用于神志清楚且能合作者，采用催吐法。①让病人饮温水 300～500ml，然后用手指、筷子或压舌板刺激咽后壁或舌根诱发呕吐，反复进行，直到胃内容物完全呕出为止。②可用吐根糖浆 30ml，加水 200ml 口服，20min 左右即发生呕吐，若未呕吐，再重复上述剂量 1 次。③可用催吐药阿扑吗啡 5mg，皮下注射。病人处于昏迷、惊厥状态、吞服腐蚀性毒物、石油蒸馏物（如汽油、柴油、煤油等）者、原有食管静脉曲张者不宜催吐。

(2) 洗胃：洗胃是消化道吸收中毒抢救成功的关键，应尽早、反复、彻底进行。一般认为在服毒后 6h 内洗胃有效，但超过 6h，仍有洗胃的必要，因为在毒物的作用下胃的排空延迟，有些毒物如有机磷农药、甲基水杨酸等吸收后能再分泌到胃部，昏迷病人药物在胃部停留的时间延长。所以消化道吸收中毒者，均要采取洗胃的措施，但吞服强腐蚀性毒物、食管静脉曲张者不宜洗胃。昏迷、惊厥者洗胃应慎重。洗胃常见的并发症有吸入性肺炎、食管破裂、胃穿孔等。

(3) 导泻：洗胃后灌入泻药，以清除进入肠内毒物。常用硫酸钠或硫酸镁 15～30g 溶于 20～40ml 水内，一次口服或经胃管灌入，30min 无导泻作用，再加水 500ml 口服。但镁离子对中枢神经系统有抑制作用，昏迷及肾功能不全者不宜使用。一般不用油类泻剂。

(4) 灌肠：1% 温肥皂水 5000ml 连续多次灌肠。适用于①服毒时间超过 6h，导泻无效者。②服用抑制肠蠕动的巴比妥类、颠茄类、阿片类毒物中毒。腐蚀性毒物中毒者除外。

3. 清除眼内的毒物　立即用清水彻底冲洗、局部一般不用化学拮抗剂。

4. 清除伤口中的毒物　毒蛇咬伤时，伤口放血排毒。

链接 »»

临床常用洗胃液的选择：根据毒物的不同种类、选用适当的解毒药物。

1. 解毒剂　1∶5000 高锰酸钾，属于氧化剂，可使生物碱、毒蕈类氧化解毒。

2. 保护剂　牛奶、蛋清、米汤、植物油等，用于吞服腐蚀性毒物中毒。

3. 吸附剂　药用炭是强有力的吸附剂，可吸附很多毒物。一般用 30～50g（儿童 1g/kg），加水 200ml 由胃管灌入，保留 1h 后抽出。

4. 溶剂　饮入汽油、柴油等脂溶性毒物后，先用液状石蜡 150～200ml，使其溶解不被吸收，然后进行洗胃。

5. 中和剂　吞服强酸时用弱碱如镁乳、氢氧化铝凝胶等中和；强碱用弱酸如果汁等中和。

6. 沉淀剂　硫酸钠可与可溶性钡盐作用，生成不溶性的硫酸钡；乳酸钙或葡萄糖酸钙与氟化物或草酸盐作用，生成氟化钙或草酸钙沉淀；生理盐水与硝酸银作用生成氯化银。

（四）促进已被吸收毒物的排出

1. 利尿　多数毒物经肾脏排出，多饮水、静脉输液可增加尿量，促进毒物的排出。少数毒物如苯巴比妥、水杨酸类、苯丙胺等可用作用较强的利尿药如呋塞米增加尿量，促进其排出。改变尿液 pH 可促使毒物排出。如静脉滴注碳酸氢钠碱化尿液可增加酸性药苯巴比妥、水杨酸类从尿中排出（苯巴比妥在碱性尿中可增加 7 倍）；用维生素 C 酸化尿液，有利于苯丙胺、奎宁等碱性药物排出。

2. 吸氧 一氧化碳中毒时，吸高浓度氧可促使碳氧血红蛋白解离，加速一氧化碳排出。高压氧治疗效果更佳。

3. 血液净化 用于中毒程度重，昏迷时间长，常规治疗疗效不佳，尤其是并发重要脏器功能明显减退者。

(1) 血液透析：在中毒后12h内进行效果好。用于清除血中能透过透析膜被析出的毒物如苯巴比妥、水杨酸类、洋地黄类、地西泮、氨茶碱、甲醇、异烟肼、磺胺药、毒蕈、有机磷农药、汞、砷等中毒。

(2) 腹膜透析：可用于清除血液中的苯巴比妥、水杨酸盐类、甲醇、乙二醇、锂等。

(3) 血液灌流：血液流过装有药用炭或树脂的灌流柱，能吸附脂溶性及与蛋白质结合的化合物，有效清除血液中的巴比妥类、洋地黄类、氨茶碱、解热镇痛药、木通及蛇毒等。对地西泮、氯丙嗪、氯氮平、部分有机磷、毒鼠强也有一定的清除作用。要注意的是，在血液灌流中，血小板、白细胞、凝血因子和治疗药物也能被吸附排出，需要及时监测补充。

4. 换血疗法(血浆置换) 适用于亚硝酸盐、抗疟药等中毒后使血红蛋变性的病人。同时也适用于有机磷、巴比妥类、砷化氢、毒蕈、蛇毒等中毒后导致溶血反应的病人。

(五) 特殊解毒药的应用

1. 金属中毒解毒药 有氨羧螯合剂和巯基螯合剂。

(1) 氨羧螯合剂：依地酸二钠钙($CaNa_2EDTA$)：是最常用的，可与多种金属形成稳定而可溶的金属螯合物排出体外。治疗铅中毒：每日1.0g，加于5%葡萄糖注射液250ml稀释后静脉滴注，用药3d，休息3～4d后可重复用药。

(2) 巯基螯合剂：①二巯丙醇(BAL)，含有活性巯基，可与某些金属形成无毒、难解离但可溶的螯合物由尿中排出，还能恢复巯基酶的活力，可用于治疗砷、汞中毒。治疗急性砷中毒：第1、2日，2～3mg/kg，每4～6h一次，肌内注射；第3日～10日，2次/d。副作用有恶心、呕吐、头痛、腹痛、心悸等。②二巯基丙磺酸钠(Na-DMPS)，作用与二巯丙醇相似，但疗效较高，副作用较少，用于治疗汞、砷、铜、锑、铅等中毒。汞中毒时，用二巯基丙磺酸钠0.25g，1次/d，肌内注射，用药3d，休息4d后可再用。③二巯基丁二酸(DMSA)，也用于治疗汞、砷、铜、锑、铅等中毒。

2. 有机磷农药解毒药 阿托品及胆碱酯酶复活剂。详见本章第3节。

3. 中枢神经抑制剂解毒药。

(1) 纳洛酮：是吗啡受体拮抗剂，能拮抗β-内啡肽对中枢神经的抑制作用，对鸦片类麻醉镇痛药引起的呼吸抑制有特异的拮抗作用。用于吗啡、二醋吗啡、美沙酮、派替啶等中毒，对急性乙醇中毒有催醒作用。

(2) 氟马西尼：是苯二氮卓类中毒的拮抗药，用于地西泮等苯二氮卓类药物中毒的解救。

4. 高铁血红蛋白血症解毒药

(1) 亚甲蓝(美蓝、甲烯蓝)：小剂量(1～2mg/kg)可使高铁血红蛋白还原为正常血红蛋白，可用于治疗亚硝酸盐、苯胺、硝基苯等中毒引起的高铁血红蛋白血症。用法：1%亚甲蓝5～10ml(1～2mg/kg)稀释后静脉注射，必要时可重复应用。大剂量(10mg/kg)反而可以产生高铁血红蛋白血症，用于治疗氰化物中毒。药物注射外渗时易引起组织坏死，应引起高度注意。

(2) 维生素C(抗坏血酸)：常与亚甲蓝合用。用法：0.5～1g/次稀释后静脉注射，4h/次，或3～4g，加于5%葡萄糖注射液500ml稀释后静脉滴注，1次/d。

5. 氰化物中毒解毒药 常用亚硝酸盐—硫代硫酸钠疗法。适量亚硝酸盐使血红蛋白氧化为高铁血红蛋白，后者与血中氰化物络合成氰化高铁血红蛋白，硫代硫酸钠使氰离子转变为毒性低的硫氰酸盐排出体外。用法：立即吸入亚硝酸异戊酯，或3%亚硝酸钠溶液10ml缓慢静脉注射；继之用25%硫代硫酸钠50ml缓慢静脉注射。

6. 其他 氟乙酰胺中毒用乙酰胺解毒；双香豆素中毒用维生素K解毒；肝素过量用等量鱼精蛋白解毒；阿托品中毒用毛果芸香碱或毒扁豆碱；河豚中毒用半胱氨酸解毒；毒蛇咬伤用抗蛇毒血清；肉毒中毒用多价抗肉毒血清等。

(六) 对症治疗

很多急性中毒无特殊解毒方法，对症治疗可帮助危重病人渡过险关。如脑水肿时可使用甘露醇和地塞米松消除脑水肿；惊厥时保护病人避免受伤，使用地西泮、苯巴比妥钠等；积极纠正水、电解质及酸碱平衡紊乱；酌情使用保护心、肝、肾、脑药物；昏迷病人要注意保暖，经常翻身，防止发生肺炎和褥疮等。

五、预　防

(1) 宣传中毒的预防和急救知识，如冬季做好预防一氧化碳中毒的宣传，夏季加强防治中暑的宣传。

(2) 加强毒物管理，严格遵守防护和管理制度，加强毒物保管。

(3) 提高防毒意识。不吃有毒或变质的食物等。

第 2 节　一氧化碳中毒

案例 6－1

2010 年 8 月 6 日早晨 7 时许，一汽修厂上班的小高发现，一辆停放在车间内的轿车车门紧闭，发动机却轰轰作响。透过车窗，发现两名工友一前一后躺在车里，光着膀子，像是在睡觉。“起床了，上班了！”小高本想拉开车门叫醒对方，结果对方却无动静，等他再仔细看时，才发现车内空调呼呼作响，两名工友已口吐白沫，昏迷不醒。这时，小高才意识到这两名工友出事了，立即拨打 120。两名男子一个 21 岁，一个 20 岁，都呈昏迷状态，口唇黏膜呈樱桃红色，呼吸困难，对疼痛刺激稍有反应，瞳孔对光反射和角膜反射迟钝，双膝反射减弱。

问题：

1. 两名男子诊断为何病？
2. 请判断病情的严重程度。
3. 还需要进一步做什么检查？
4. 如何鉴别诊断？
5. 如何进行救治？

一氧化碳（carbon monoxide，CO）是在生产和生活中，含碳物质燃烧不完全时，产生的一种无色、无臭、无味的气体。比重 0.967，比空气轻，易扩散。从感观上难以鉴别的气体。此特性使 CO 在空气中达到致死浓度而不易被发觉。CO 中毒（即人们通常说的煤气中毒）是由 CO 大量聚集并被吸入所致。常见原因有：在通气不良的室内烧煤取暖，使用热水器，在封闭的车内长时间开放空调等。

一、病因与发病机制

（一）病因

（1）冬季在密室内烧煤、炭盆取暖，若通风不良或使用不当即可中毒，这是国内一氧化碳中毒的常见原因。

（2）煤气管道或灶具漏气。

（3）接触能产生一氧化碳的工作环境，如矿山隧道内放炮，冶金工业的炼焦、炼钢，化学工业的合成氨、甲醇、甲醛的过程中，碳素厂的石墨制造，石灰、砖瓦、玻璃、陶瓷、水泥等的工业炉窑内均会产生大量的一氧化碳。

（4）汽车和船舶内燃机等排出的废气均含有大量的一氧化碳。国外此类引起中毒较多见。

（5）密闭浴室内使用燃气加热器淋浴。

（二）发病机制

CO 中毒主要引起组织缺氧。CO 经呼吸道吸入，通过肺泡壁进入血液，约 85％与血红蛋白（Hb）结合，形成稳定的碳氧血红蛋白（COHb）。COHb 无携氧能力，并抑制氧合血红蛋白的解离，使血氧不易释放给组织造成组织缺氧。高浓度的 CO 还可抑制细胞色素氧化酶，引起细胞缺氧。CO 中毒时，体内代谢旺盛而血管吻合支少的脑和心最易受损害。脑血管迅速扩张，酸性代谢产物增多及脑血管通透性增加，造成脑细胞外水肿；脑内三磷腺苷（ATP）很快耗尽，钠-钾泵功能障碍，细胞内水、钠增多，导致脑细胞内水肿，进而血栓形成、缺血性坏死、脱髓鞘变性等。心肌也可发生类似变化。

二、临床表现

CO 中毒对人体的危害主要取决于血液中 COHb 浓度（正常可达 5％～10％），也与病人中毒前的健康状况、体力活动等有关。急性 CO 中毒起病急、潜伏期短。主要表现为头痛、头昏、心悸、恶心、呕吐、四肢乏力、意识模糊，甚至昏迷，重者达深昏迷或去大脑皮质状态。往往出现牙关紧闭、强直性全身痉挛、大小便失禁。部分患者可并发脑水肿、肺水肿、严重的心肌损害、休克、呼吸衰竭、上消化道出血、皮肤水泡或成片的皮肤红肿、肌肉肿胀坏死、肝、肾损害等。一般情况下，昏迷持续时间短，经脱离现场进行抢救，可较快苏醒，无明显并发症。根据中毒表现及血液 COHb 浓度，将急性 CO 中毒分为轻、中、重三级。

1. 轻度中毒　血液 COHb 浓度达 10％～30％。病人有剧烈头痛、头晕、恶心、呕吐、口唇黏膜呈樱桃红色（约 50％的病人出现）、心悸、四肢无力、视力模糊、嗜睡，原有冠心病者可出现心绞痛。及时脱离中毒环境，移至通风良好的地方，吸人新鲜空气或氧疗后症状很快消失。

2. 中度中毒　血液 COHb 达浓度 30％～50％。病人出现抽搐或昏迷，呼吸困难，对疼痛刺激可有反应，瞳孔对光反射和角膜反射迟钝，肌腱反射减弱，呼吸、血压、脉搏可有改变。如抢救及时可完全康复。

3. 重度中毒　血液 COHb 浓度达 50％以上。迅速出现惊厥、深昏迷、各种反射消失，去大脑皮质强直，常有脑水肿、肺水肿、呼吸衰竭、消化道出血、休克和心律失常、心肌梗死、锥体系或锥体外系损坏体征。皮肤受压部位出现水疱和红肿、肌肉血供受压导致压迫性肌肉坏死（横纹肌溶解症），引起急性肾小管坏死和肾衰竭。重度中毒昏迷时间长者死亡率高，幸存者可有不同程度的神经系统后遗症，如震颤麻痹综合征、偏瘫、失语、癫痫等。部分重度 CO 中毒病人在意识障碍恢复后，经过 2～60d

的假愈期，再出现中枢神经系统损害症状者称迟发性脑病。有下列表现：①精神意识障碍，呈现去大脑皮质状态、痴呆状态、谵妄状态。②锥体外系表现，如震颤麻痹综合征。③锥体系表现，如偏瘫、病理反射阳性、大小便失禁等。④大脑皮质局灶性功能障碍，如失语、失明、继发性癫痫等。

三、辅助检查

1. 血液COHb测定　脱离现场数小时后COHb将逐渐消失，因此需及时取血测定。简易测定方法如下：

（1）加碱法：取病人血液1～2滴．用蒸馏水3～4ml稀释后加10%氢氧化钠溶液1～2滴，混匀。血液中COHb增多时，加碱后血液仍保持淡红色不变，正常血液呈绿色，本实验在COHb高达50%时才呈阳性。

（2）煮沸法：取病人血液3～5滴加蒸馏水10ml煮沸。血液中COHb增多时仍为淡红色，正常血液呈褐色。

2. 脑电图检查　可见弥漫性低波幅慢波，与缺氧性脑病进展相平行。

3. 头部CT检查　脑水肿时可见脑部有病理性密度减低区。

4. 动脉血气分析　动脉血氧分压和血氧饱和度降低，中毒时间长者有代谢性酸中毒。

5. 心肌酶学检查　如肌酸磷酸激酶及其同工酶的增高示心肌损害。一般中毒后4～8h开始出现，24～36h达到高峰，以后逐渐下降。

四、诊断与鉴别诊断

（一）诊断

1. 有一氧化碳吸入史，如冬季关闭门窗煤炉生火取暖，同室人一起发病等。

2. 临床表现　轻度中毒仅头晕、头痛、恶心、呕吐、胸闷等；中度中毒尚有皮肤、黏膜呈樱桃红色；重度中毒除上述症状外，可出现昏迷或惊厥，血压下降、呼吸困难等。

3. 测定血中COHb高于10%以上。

（二）鉴别诊断

本病应与脑血管意外、脑膜脑炎、脑震荡、糖尿病酮症酸中毒以及其他中毒引起的昏迷相鉴别。

五、救治措施

迅速将病人撤离中毒环境，转移到空气新鲜的地方休息、保暖，保持呼吸道通畅，立即给氧。

（一）积极纠正缺氧

氧疗是CO中毒最有效的治疗。吸入新鲜空气时，CO由COHb释放出半量约需4h；吸入纯氧可缩短至30～40min；在3个大气压下吸入纯氧可缩短至20min。故提倡高压吸氧。

1. 高压氧舱治疗　能增加血液中溶解氧，提高动脉血氧分压，迅速纠正组织缺氧，并加速COHb的解离，恢复血红蛋白的正常功能，中、重度CO中毒病人首选高压氧舱治疗，宜早期应用。一般高压氧舱治疗1h/次左右，1次/d，特殊情况下2次/d。轻度中毒治疗5～7次，中度中毒治疗10～20次，重度中毒治疗20～30次。高压氧治疗的副作用最多见为中耳气压伤，可用1%麻黄碱滴鼻治疗。

链接 >>>

高压氧治疗适应证

1. 急性CO中毒昏迷者或有昏迷史者。

2. 伴迟发性脑病的CO中毒者。

3. CO中毒的新生儿、老年人或合并心血管疾病者。

4. CO中毒的妊娠妇女。

5. 出现心电图和心肌酶谱异常的CO中毒者。

2. 鼻导管吸氧　流量8L/min。以后根据情况采用持续低浓度吸氧，清醒后间歇给氧，可用于无高压氧舱条件者。

3. 换血疗法或血浆置换　适用于病情危重又无高压氧舱治疗条件者。

（二）防治脑水肿

严重中毒后脑水肿可在24～48h发展到高峰，应及时脱水治疗，缓解脑水肿，防治或减少迟发性脑病的发生。

1. 20%甘露醇0.5～1g/kg快速静脉滴注，2～4次/d，2～3d后颅内压增高好转可减量。

2. 糖皮质激素　如地塞米松10～30mg或氢化可的松200～400mg分次静脉注射。

3. 快速利尿剂　常用呋塞米，10～40mg/次，静脉注射。

（三）改善脑细胞代谢

应用能量合剂，常用药物有细胞色素C、大剂量维生素C和B族维生素、辅酶A、胞磷胆碱等，加入5%葡萄糖注射液中静脉滴注，1次/d，连用3～5d。

（四）对症治疗

保持呼吸道通畅，必要时气管插管或气管切开，应用呼吸机。

1. 抽搐者使用地西泮，每次10～20mg，静脉缓慢注射，也可用水合氯醛灌肠。

2. 高热或昏迷时间超过 10h 者，物理降温如冰帽或人工冬眠等。

3. 纠正酸中毒，维持水及电解质平衡。

4. 选用有效抗生素防治感染 。

5. 有横纹肌溶解者碱化尿液、适当利尿，防治急性肾衰竭。

第 3 节　急性有机磷农药中毒

案例 6－2

女性，28 岁，昏迷 2 小时。2 小时前，因与丈夫吵架，自服药水 1 小瓶，把药瓶打碎扔掉。10 分钟后，家人发现病人开始腹痛、恶心，并呕吐一次，吐出物有大蒜味，逐渐神志不清，大小便失禁，出汗多，急送来诊。既往体健，无肝、肾、糖尿病史，无药物过敏史，月经史、个人史及家族史无特殊。查体：T36.5℃，P56 次/分，R30 次/分，Bp110/80mmHg，神志不清，呼之不应，呼吸快，闻到刺鼻的大蒜味，压眶有反应，皮肤湿冷，肌肉颤动，巩膜不黄，瞳孔呈针尖样，对光反射弱，口腔流涎，两肺布满哮鸣音和散在湿啰音，心界不大，心率 56 次/分，律齐，无杂音，腹平软，肝脾未触及，双下肢无浮肿。辅助检查：血常规 Hb125g/L，WBC 7.4×10^9/L，N 0.68，L 0.30，M 0.02，PLT 156×10^9/L。

问题：

1. 该病人诊断为何病？
2. 请判断病情的严重程度。
3. 还需要进一步做什么检查？
4. 如何鉴别诊断？
5. 如何进行救治？

有机磷农药是目前农业使用较广的杀虫药，对人畜具有一定毒性。大多呈油状（美曲膦脂为白色结晶），淡黄或棕色，有大蒜味，不溶于水而易溶于有机溶剂中，在碱性或高温条件下易分解失效。但美曲磷脂易溶于水，在碱性溶液中则变为毒性更强的敌敌畏。

急性有机磷农药中毒是指短期内大量有机磷农药进入人体，抑制了胆碱酯酶的活性，造成组织中乙酰胆碱大量积聚，出现以毒蕈碱样、烟碱样和中枢神经系统症状为主要表现的全身性疾病。

链接 >>>

按有机磷农药对人体的毒性可分四类。

1. 剧毒类　如甲拌磷（3911）、对硫磷（1605）、内吸磷（1059）等。

2. 高毒类　敌敌畏、甲基对硫磷、氧乐果、甲胺磷等。

3. 中毒类　乐果、美曲膦脂（敌百虫）、碘依可酯（乙硫磷）等。

4. 低毒类　马拉硫磷、锌硫磷等。

一、病因与发病机制

（一）病因

1. 职业性中毒　因为生产过程不密闭，保管、运输、使用过程中不遵守操作规程、不注意个人防护而中毒。

2. 非职业性中毒　主要由于误服、自服或摄入被农药污染的水和食物，喷洒农药时皮肤吸收、呼吸道吸入所致。

（二）发病机制

1. 有机磷农药的吸收、分布及代谢　有机磷农药主要经胃肠道、呼吸道、皮肤黏膜吸收入人体，很快分布到全身各个脏器，以肝脏浓度最高。其次是肾、肺脾等。有机磷农药在体内的代谢过程主要分为氧化和降解两种形式。一般氧化后毒性反而增强，如对硫磷氧化为对氧磷毒性增强 300 倍；内吸磷氧化为亚砜，毒性增加 5 倍。降解可使有机磷农药的毒性减弱。

2. 对胆碱酯酶的抑制　胆碱酯酶的作用是水解乙酰胆碱，当有机磷农药进入机体后，迅速与乙酰胆碱酯酶的酯解部位结合，形成牢固的磷酰化胆碱酯酶、从而使胆碱酯酶失去水解乙酰胆碱的能力，造成乙酰胆碱在生理作用部位大量积聚，胆碱能神经（包括部分中枢神经、交感及副交感神经等）受到持续冲动，导致先兴奋后抑制，出现一系列毒蕈碱样、烟碱祥和中枢神经系统症状（称胆碱能危象）；还可抑制神经靶酯酶并使其老化，导致迟发性多发性神经病；严重者可因昏迷、呼吸衰竭等而死亡。

☞考点：急性有机磷农药中毒的发病机制

二、临床表现

急性中毒的发病时间与毒物的种类、剂量、侵入途径等有关。经皮肤吸收，接触 2～6h 后发病，口服吸收在 10min～2h 发病。一旦中毒症状出现后，病情迅速发展。

（一）急性胆碱能危象

1. 毒蕈碱（muscarinic，M）样症状　主要是副交感神经末梢兴奋，类似毒蕈碱发作，症状出现最早。表现为①腺体分泌增加：流涎、流泪、流涕、多汗、呼吸道分泌物增加、咳痰，重者出现肺水肿等。②平滑肌痉挛：恶心、呕吐、腹痛、腹泻、尿频、支气管痉挛、气促或呼吸困难。③括约肌松弛：大小便失禁等。此外还有心跳减慢和瞳孔缩小。

2. 烟碱（nicotinic，N）样症状　主要是乙酰胆碱在神经肌肉接头、交感神经节等部位蓄积所致。①肌纤维颤动：开始为局部如眼睑、面、舌、四肢肌纤维颤动，逐渐发展至全身肌纤维颤动。有全身紧束感、压迫感，而后发生肌力减退和瘫痪，呼吸肌麻痹引起周围性呼吸衰竭。②交感神经节后纤维释放儿茶酚胺使血管收缩引起：皮肤苍白、血压升高、病情进展时出现心率减慢、心律失常等。

3. 中枢神经系统症状　早期有头痛、头晕、倦怠、乏力、烦躁不安、失眠、共济失调、谵妄，重者有抽搐、昏迷，可因呼吸中枢抑制而出现中枢性呼吸衰竭、死亡。

（二）局部损害

敌敌畏、对硫磷、内吸磷、美曲磷脂接触皮肤后，可引起过敏性皮炎，出现水疱和剥脱性皮炎，侵入眼内可引起结膜充血和瞳孔缩小。

（三）迟发症和并发症

1. 迟发性多发性神经病　个别急性中毒病人、在重度中毒症状消失后2～3周可发生迟发性神经损害，出现感觉、运动型多发性神经病变表现，主要累及肢体末端，且可发生下肢瘫痪、四肢肌肉萎缩等。是由于有机磷农药抑制了神经组织中胆碱酯酶，并使其老化所致。

2. 中间型综合征　少数病人在急性中毒症状缓解后和迟发性神经病变发生前，在急性中毒后24～96h，突然发生死亡，称中间型综合征。可能与胆碱酯酶受到长期抑制，影响神经肌肉接头处突触后功能有关。死亡前病人可先有不能抬头、肩外展困难、眼睑下垂、眼球活动受限、复视、面部表情肌运动减少、声音嘶哑、吞咽困难、咀嚼肌无力，出现呼吸肌麻痹而有不同程度的呼吸困难等。

3. 迟发性猝死（中毒“反跳”）　乐果、马拉硫磷口服中毒后容易出现“反跳”现象。急性症状好转后数日至一周，突然再次昏迷、肺水肿或突然死亡。可能与残留在皮肤、毛发和胃肠道的有机磷药物重新吸收或解毒药减量过快、停药过早有关。“反跳”发生前多有先兆表现，如面色苍白、皮肤湿冷、胸闷、气短、轻咳、肺部湿啰音、血压升高、瞳孔缩小、心率缓慢、流涎、肌束震颤等。

4. 器官衰竭 重度中毒病人可有中毒性心肌炎、心力衰竭、脑水肿、肾衰竭等。

三、实验室检查

1. 全血胆碱酯酶活力测定　是诊断有机磷农药中毒的特异性指标，对判断中毒程度、指导用药、评价疗效和估计预后有重要意义。正常为100%；轻度中毒在70%～50%；中度中毒在50%～30%；重度中毒小于30%。

2. 尿中有机磷农药分解产物测定　对硫磷和甲基对硫磷在体内氧化分解生成对硝基酚由尿排出，美曲磷脂中毒时在尿中出现三氯乙醇，有助于中毒的诊断。

3. 毒物分析　将呕吐物、首次洗胃液、血、尿、便等送去检验。

☞考点：诊断有机磷农药中毒的特异性指标是全血胆碱酯酶活力

四、诊断及鉴别诊断

（一）诊断

有机磷农药中毒的诊断依据主要有：

1. 病史　有机磷农药接触史。

2. 临床表现　呼气、呕吐物多有大蒜味；瞳孔缩小似针尖样；大汗淋漓，腺体分泌增多；肌纤维颤动；重者呼吸困难，意识障碍，甚至昏迷。

3. 辅助检查　全血胆碱酯酶活力降低。

临床将急性中毒分三级：①轻度中毒：以毒蕈碱样症状为主；全血胆碱酯酶活力为70%～50%。②中度中毒：除上述症状外，还有烟碱样症状，主要是肌纤维颤动，轻度呼吸困难，全血胆碱酯酶活力为50%～30%。③重度中毒：除上述症状外，并出现昏迷、肺水肿、呼吸麻痹、脑水肿。全血胆碱酯酶活力在30%以下。

（二）鉴别诊断

1. 除虫菊酯类中毒　可有恶心、呕吐、腹痛、肌束颤动、流涎、抽搐、呼吸困难，肺水肿、意识障碍等，但呼气和呕吐物无大蒜样臭味，胆碱酯酶活力正常。

2. 氨基甲酸酯类农药中毒　临床表现与有机磷农药中毒基本相同，但胆碱酯酶活力在数小时内（2～4h）可自行恢复。以阿托品对症治疗为主，忌用胆碱酯酶复活剂。

3. 脑出血或脑梗死　脑干病变出现突然意识障碍，瞳孔缩小，出汗异常，但有病理反射阳性，全血胆碱酯酶活力正常，头颅CT检查可发现病变特征有助于鉴别。

4. 其他疾病　急性胃肠炎、中暑、脑炎等。

五、救治措施

急性有机磷农药中毒救治原则立即脱离中毒现场；清除污染物；清洗皮肤，口服中毒者立即洗胃、导泻；及时应用解毒剂；对症治疗。

（一）迅速清除毒物

1. 立即将患者脱离中毒现场，脱去污染衣服、鞋袜。

2. 用肥皂水彻底清洗皮肤、头发、指甲等处，眼部污染者用清水或2%碳酸氢钠溶液冲洗。

3. 口服中毒者用清水、2%碳酸氢钠溶液（美曲磷脂忌用）或1∶5000高锰酸钾溶液（对硫磷忌用）反复洗胃，直至回收液体清澈、无异味为止。洗胃时开始液体每次入量不宜超过 300ml。

4. 洗胃后给予硫酸钠 30g 导泻，必要时灌肠，然后给予蛋清或奶液口服。促使进入肠道的毒物尽快排出。

（二）特效解毒药的使用

确诊后，在迅速消除毒物的同时应尽早使用胆碱酯酶复活药和抗胆碱药治疗。

1. 胆碱酯酶复活药　与磷酰化胆碱酯酶中的磷结合，促使其与胆碱酯酶的酯解部位分离，从而恢复胆碱酯酶的活力。对已老化的胆碱酯酶无效，中毒后应早期（24～48h 内）、足量、足疗程使用。该类药解除烟碱样作用明显。常用药物有氯解磷定、碘解磷定、双复磷等。

（1）氯解磷定：静脉注射和肌内注射均可，毒副作用较小，是复活剂的首选药。用法：轻、中度中毒分别为 0.5g、0.75g，肌内注射或稀释后缓慢静脉注射，必要时 2h 后重复给药；重度中毒 1.0～2.0g 肌内或稀释后缓慢静脉注射，以后根据病情每 1～4h 给药 1 次，每天量不超过 10g，全血胆碱酯酶活力达 40%～60%可停药。

（2）碘解磷定：轻、中度中毒用量为 0.4～1.2g 稀释后缓慢静脉注射，必要时 2h 后可重复；重度中毒 1.0～1.6g 稀释后缓慢静脉注射。半小时后可重复 0.6g。以后每小时用 0.4g 静脉滴注，6h 后好转，可停药观察。

（3）双复磷：轻度中毒 0.125～0.25g，肌内注射，必要时每 2～3h 重复 1 次；中度中毒 0.5g，肌内注射或稀释后静脉注射，2～3h 后可重复 0.25g/次，根据病情用药 1～3 次；重度中毒 0.5～0.75g 稀释后静脉注射，半小时后可重复给予 0.5g，以后每 2～3h 给药 1 次，共 2～3 次。

氯解磷定和碘解磷定对甲拌磷、对硫磷、内吸磷、甲胺磷等中毒的疗效好。双复磷对敌敌畏及美曲磷脂中毒效果较好。

该类药物的副作用有短暂的眩晕、视力模糊、复视、血压升高等。用量过大可引起癫痫样发作和抑制胆碱酯酶活力，注射速度过快可导致暂时性呼吸抑制。

2. 抗胆碱药　阿托品、山莨菪碱是周围作用较强的抗胆碱药。但对缓解呼吸肌麻痹作用有限。而中枢性抗胆碱药苯那辛、丙环定、东莨菪碱等消除有机磷农药中毒的中枢神经系统症状作用较强。

临床首选阿托品。应用原则是：早期、足量、反复、持续和快速阿托品化。阿托品对缓解毒蕈碱样症状和对抗呼吸中枢抑制有效。但对缓解烟碱样症状和恢复胆碱酯酶的活力无效。阿托品的用法①轻度中毒：2～4mg 皮下或肌内注射，1～2h 重复给药。达阿托品化后可逐步减少为 0.5～1mg，仍皮下或肌内注射，每 4～6h 一次。②中度中毒：5～10mg，静脉注射，之后每半小时静脉注射 1～2mg。达阿托品化后可逐步减为 1～2mg，每 2～4h 一次。③重度中毒：10～20mg，静脉注射，以后每 10～30min 静脉注射 2～5mg，直至毒蕈碱样症状明显好转或出现阿托品化，可逐步减量为 2～5mg，每 1～2h 一次。

阿托品化的表现：瞳孔较前散大、口干、皮肤干燥、颜面潮红、肺部啰音消失（此表现是重度中毒者最主要的阿托品化指征）以及心率增快。达阿托品化后，应逐渐减量，不应突然停药，以防病情反复。一般维持用药至中毒症状、体征基本消失 24h 后，病情无变化才能考虑停药观察。阿托品的持续用药时间一般为 3～7d。

阿托品中毒：阿托品的治疗量与中毒量接近，治疗中如出现瞳孔散大、烦躁不安、谵妄、抽搐、高热、心动过速、尿潴留等，提示阿托品中毒。应立即停用阿托品，补液、利尿，促进排泄。症状重者用毛果芸香碱 5～10mg/次，皮下注射 15～30min 重复；狂躁不安或抽搐各给地西泮（安定）5～10mg 肌内注射；高热者物理降温或冬眠疗法。

有机磷农药中毒的最佳治疗方案是胆碱酯酶复活药和阿托品合用，两药合用时阿托品的用量应减少，以免出现阿托品中毒。

3. 复方制剂　解磷定注射液（2ml/支），内含氯解磷定 0.4g、阿托品 3mg 和苯那辛 3mg，肌内注射 3～5min起效，使用方便，副作用小。轻度中毒者 1/2～1支，肌内注射；中、重度中毒者分别用 1～2 支、2～3 支肌内注射，同时加用氯解磷定 0.5～1.0 d。首次用药后 0.5～2h，可酌情重复给药 1～3 次。注意个别人可出现变态反应。

（三）对症治疗

有机磷农药中毒的主要死因是呼吸衰竭，其产生原因包括肺水肿、呼吸肌瘫痪、呼吸中枢衰竭及脑水肿等。因此对症治疗非常重要。

1. 保持呼吸道通畅　吸痰，给氧，必要时呼吸机机械通气。

2. 肺水肿　可用阿托品。

3. 脑水肿　选用脱水剂和肾上腺皮质激素。

4. 危重病人　使用输血或换血疗法。

5. 维持水、电解质和酸碱平衡。

（四）血液透析、血液灌流或换血疗法

药物治疗效果不佳时可行此治疗。

急性中毒症状消失，血中胆碱酯酶活力恢复正常后，须密切观察 3～7d。口服中毒者，需待正常进食后病情无变化方可出院。

链 接 >>>

急性有机磷农药中毒有两个死亡高峰

第一高峰是中毒后24h内。由于改进了洗胃和其他抢救措施，死于第一高峰的人数正在不断下降。

第二高峰是中毒后2～7d。因“反跳”或复发所致，死亡于第二高峰者经常出现。要想进一步提高抢救成功率，必须防治“反跳”。重症中毒者被抢救成功后不仅不应立即停药，而且也不应急于减量，应维持用药3～7d或更长时间。最科学的停药指征：为血中胆碱酯酶活性恢复正常。中毒病人清醒后，绝不可因此而放松警惕，相反更应警惕“反跳”。如有胸闷、气短，则为“反跳”的先兆，应立即加大阿托品剂量，重新阿托品化。如瞳孔由散大而复小、或出现腹痛、血压增高等征象，则为“反跳”，应立即再度阿托品化。行动稍一迟缓，患者将迅速进入肺水肿、昏迷、呼吸衰竭而致死亡。因防治“反跳”不利而发生功败垂成的惨痛教训屡见不鲜，值得吸取。持续用药，直至血中胆碱酯酶活性恢复正常。这是一条必须坚持的原则，应予强调与推广。

六、预　　防

1. 加强农药的管理，建立规章制度，宣传农药的知识，要有专人保管，家中存放应妥善安置，教育家人尤其是儿童勿乱动。

2. 禁止用剧毒类农药灭虱蚊、苍蝇。使用农药人员应穿长筒靴、长袖衣、戴帽子和口罩，用毕换去衣服，彻底清洗皮肤。

3. 哺乳期妇女最好不接触农药。

4. 禁用农药的包装袋放置粮食或衣物。

5. 禁食被农药毒死的牲畜及家禽。

6. 发现可疑病人应立即送往医院救治。

第4节　镇静催眠药中毒

案例6－3

林某，女性，26岁，因失恋后，经常失眠，半年来，为了晚上能睡着，每晚服用安定。一开始，每晚只是吃一两片，可是久而久之，安眠药逐渐失去了作用，便加大了用药剂量。6月26日晚上10点左右，林某服下安定4片上床睡觉，直到12点多，仍旧翻来覆去难以入睡。她认为是药量不够，便摸索着药瓶倒了一把药片放在口中服下，不一会就昏睡了过去。27日凌晨5点40分，林母发现女儿呼吸不正常，怎么叫她也没反应，急忙拨打120求救，救护人员迅速赶到，当时查体呈嗜睡状态，呼之不应，呼吸浅慢，瞳孔缩小，皮肤湿冷，肌张力降低、腱反射减弱。

案例6－3

问题：

1. 该病人诊断为何病？

2. 判断病情的严重程度？

3. 如何进行救治？

镇静催眠药是临床广泛应用的一类药物，小剂量可消除躁动、稳定情绪，称镇静药；较大剂量能促进和维持近似生理睡眠，称催眠药。一次服用或静脉使用大剂量药物可引起急性中毒，镇静催眠药中毒表现为嗜睡、情绪不稳定、注意力不集中、记忆力减退、共济失调、发音含糊不清、步态不稳、眼球震颤、共济失调、呼吸抑制等。长期滥用催眠药可引起耐药性和依赖性而导致慢性中毒，突然停药或减量可引起戒断综合征。

在我国城镇发病率较高，以巴比妥类和苯二氮卓类药物中毒最常见。药物滥用、误服或自杀是中毒最常见原因。大多数是口服中毒，少数为静脉或肌肉途径中毒。

一、分　　类

（一）苯二氮卓

1. 长效类（半衰期＞30h）　地西泮（安定）、氟西泮（氟安定）、氯氮卓（利眠宁）。

2. 中效类（半衰期6～30h）　奥沙西泮（去甲羟安定）、艾司唑仑（舒乐安定）等。

3. 短效类（半衰期2～4h）　三唑仑。

（二）巴比妥类

1. 长效类（作用维持6～8h）　苯巴比安（鲁米那）、巴比妥。

2. 中效类（作用维持3～6h）　异戊巴比妥（阿米妥）、戊巴比妥。

3. 短效类（作用维持2～3h）　司可巴比安（速可眠）。

4. 超短效类（作用维持0.25h）　常用作静脉麻醉，如硫喷妥钠。

（三）吩噻嗪类（抗精神病药物）

又称强安定药或神经阻断剂，包括氯丙嗪、奋乃静、三氟拉嗪等。该类药物以氯丙嗪应用最广，作用可持续几天，主要在肝脏被破坏。

（四）其他镇静催眠药

有水合氯醛、甲丙氨酯（眠而通）、格鲁米特和甲喹酮。

二、发病机制

1. 苯二氮卓类　该类药中枢神经抑制作用是与苯二氮卓类受体结合后，可加强中枢抑制性递质r-氨基丁酸(GABA)与受体结合的亲和力，使与GABA受体偶联的氯离子通道开放而增加GABA对突触后的抑制功能，作用于边缘系统影响情绪和记忆力。常用量主要起镇静催眠、抗焦虑、抗惊厥和中枢性肌肉松弛作用。过量引起急性中毒可致昏睡、昏迷和呼吸抑制静脉注射对心血管有抑制作用。

2. 巴比妥类　该类药类对GABA能神经有与苯二氮卓类相似的作用，但由于两者在中枢神经系统的分布有所不同，作用也有所不同，其主要抑制多突触反应，抑制脑干网状结构上行激活系统，抑制大脑皮质功能而影响意识。随剂量由小到大，相继出现镇静、催眠、抗惊厥和麻醉作用，10倍催眠量则可抑制呼吸，甚至致死。乙醇可增加其吸收，并阻碍其在肝脏的代谢，加重中毒程度。

3. 吩噻嗪类　主要作用为阻断多巴胺受体、α受体、M受体等。作用于脑干网状结构上行激活系统、大脑边缘系统和下丘脑，可减轻焦虑紧张、幻觉妄想和病理性思维等精神症状，大剂量导致昏迷，阻断纹状体多巴胺受体引起锥体外系反应，抑制脑干血管运动和呕吐中枢。大剂量可引起低血压、休克、心律失常、呼吸抑制等。

4. 其他镇静催眠药　中毒机制与巴比妥类相似。

三、临床表现

（一）巴比妥类和苯二氮卓类中毒

1. 轻度中毒　主要症状是头晕、嗜睡、乏力、记忆力减退、注意力不集中、反应迟钝、神志恍惚、发音不清、眼球震颤、步态不稳、呼吸浅快或浅慢。

2. 重度中毒　由嗜睡到深昏迷，呈进行性中枢神经系统抑制，意识障碍可持续1周左右，呼吸出现潮式呼吸到停止，心血管功能由低血压到休克。瞳孔缩小(后期散大)、体温不升、皮肤湿冷、发绀、肌张力降低、腱反射消失。胃肠蠕动减慢。皮肤出现大疱，多在手臂和足跟部。长时间昏迷病人可并发肺炎、肺水肿、脑水肿、肾衰竭而危及生命。若长时间深度昏迷和呼吸抑制等，应考虑病人同时服用了其他镇静剂或酒类等。

（二）吩噻嗪类中毒

最常见的是锥体外系反应。

1. 帕金森综合征(震颤麻痹综合征)　有肌张力增高、面容呆板、肌肉震颤、流涎等表现。

2. 急性肌张力障碍　有斜颈、吞咽困难、静坐不能等。

此外还有体温调节紊乱致体温降低，低血压、休克、心律失常、烦躁不安、嗜睡，甚至抽搐、昏迷、瞳孔缩小、大小便失禁、呼吸抑制、黄疸等。

（三）其他镇静催眠药中毒

症状与巴比妥类中毒相似，但各有其特点。

1. 水合氯醛中毒　可有心律失常、肝肾损害、消化道出血等。

2. 格鲁米特中毒　急性中毒时意识障碍周期性波动，有抗胆碱能神经症状，如瞳孔散大等。

3. 甲丙氨酯中毒　一次服用大剂量(>10g)能使中枢神经深度抑制，引起血压下降甚至休克、呼吸抑制、昏迷，不及时抢救可导致死亡。

4. 甲喹酮中毒　可有明显的呼吸抑制，出现锥体束征如肌张力增强、腱反射亢进、抽搐等。

（四）特殊表现

1. 耐受性、依赖性和戒断症状　长期使用各种镇静催眠药均可产生耐受性，依赖性，因而都可引起戒断综合征，发生机制尚未完全阐明。长期服用苯二氮草类使苯二氮卓受体减少(下调)，是发生耐受的原因之一，长期服用苯二氮卓类突然停药时，发生苯二氮卓受体浓度上调而出现戒断综合征。巴比妥类发生耐受性、依赖性和戒断综合征的情况更为严重。戒断症状常发生于用药量大、时间长而骤然停药者，特点是出现了与药理作用相反的症状。如停用巴比妥类出现躁动和癫痫样发作；停用苯二氮卓类出现焦虑和睡眠障碍。镇静催眠药可有交叉耐受，致死量不因产生耐受性而有所改变。

2. 慢性中毒　长期滥用大量催眠药的患者可发生慢性中毒，除有轻度中毒症状外，常伴有精神症状。

(1) 意识障碍和轻躁狂状态：出现一时性躁动不安和意识蒙胧状态，言语兴奋，欣快、易疲乏、伴有震颤、说话不清、步态不稳等。

(2) 智能障碍：记忆力、计算力、理解力均有明显下降、工作学习能力减退。

(3) 人格变化：病人丧失进取心，对家庭和社会失去责任感。

四、实验室检查

1. 血液、尿液、胃液中药物浓度测定　对诊断有参考意义，血清苯二氮草类浓度测定对诊断帮助不大，因活性代谢物半衰期及个人药物排出速度不同。

2. 血液生化检查　葡萄糖、尿素氮、肌酐、电解质等。

五、诊断与鉴别诊断

（一）诊断

急性中毒有服用或注射大量镇静催眠药史，有意识障碍、呼吸抑制、血压下降，胃液或尿液中检出镇静催眠药，即可确立诊断。慢性中毒有长期滥用镇静催眠药史、出现轻度共济失调和精神症状。

（二）鉴别诊断

1. 急性中毒与其他昏迷疾病相鉴别　询问有无高血压、癫痫、糖尿病、肝病、肾病等既往史，询问有无一氧化碳、酒精等毒物接触史。检查有无头部外伤、发热、脑膜刺激征，偏瘫、发绀等，再做必要的实验室检查，综合考虑，可作出鉴别诊断。

2. 慢性中毒与躁狂病相鉴别　慢性中毒的轻躁狂状态病人易疲乏，并伴有震颤、步态不稳等。

3. 戒断综合征与神经精神病相鉴别　与原发性癫痫发作、精神分裂症、酒精中毒相鉴别。

六、救治措施

（一）急性中毒的急救

1. 一般急救措施

(1) 保持呼吸道通畅：给予氧疗，必要时做气管插管或气管切开，呼吸麻痹时可应用呼吸机。

(2) 维持血压：输液，给予多巴胺、间羟胺等血管活性药物。

(3) 心电监护：发现心律失常及时纠正，维持水、电解质及酸碱平衡。

(4) 促进意识恢复：给予葡萄糖、纳洛酮、胞磷胆碱、维生素 B_1 等。纳洛酮每次 0.4～0.8mg 静脉注射，必要时间隔 15min 后重复 1 次，以后每隔 1～2h 使用 0.4mg，或 0.8～1.2mg，加入 5%～10% 葡萄糖溶液 500ml 中静脉滴注，维持治疗，直至意识清醒。

(5) 中枢神经系统兴奋剂：一般不主张使用，但重症病人应适当应用。首选贝美格（美解眠），50～100mg 加入生理盐水或葡萄糖溶液 100ml 静滴，40～50 滴/分，直至呼吸改善，肌张力及反射恢复正常后减量或间断给药。此外还可应用尼可刹米、洛贝林等。

2. 清除毒物

(1) 消除尚未吸收的毒物：口服中毒者及早彻底洗胃，洗胃后灌入药用炭吸附。然后用硫酸钠导泻，必要时灌肠。

(2) 利尿及碱化尿液：静脉补液，应用呋塞米利尿。碳酸氢钠碱化尿液，使尿 pH 在 8.0 左右，可提高巴比妥类药物经肾脏排出率，但只对长效巴比妥类有效。

(3) 血液透析、血液灌流：危重病人可考虑使用，促进已吸收的毒物排出，对苯巴比妥类和吩噻嗪类有效。

3. 特效解毒疗法　巴比妥类无特效解毒药。氟马西尼是苯二氮卓类拮抗剂，通过竞争抑制苯二氮卓受体而阻断苯二氮卓类药物的中枢神经系统作用。用法：0.2mg 缓慢静脉注射，需要时每隔 10min 可重复注射，总量可达 2mg。

4. 对症治疗　吩噻嗪类无特效解毒剂，与血浆蛋白结合力高，利尿作用差，腹膜透析无效，应首先彻底清洗胃肠道，并以对症及支持治疗为主。

(1) 低血压、心律不齐：补液，用间羟胺、去氧肾上腺素及 α 受体兴奋剂等升压治疗，忌用肾上腺素、异丙基肾上腺素、多巴胺，以免加重低血压；心律不齐用利多卡因纠正。

(2) 帕金森综合征：选用安坦（苯海索）、东莨菪碱等。如有肌肉痉挛可用苯海拉明。

(3) 昏迷：可用纳洛酮或哌甲酯（利他林）：哌甲酯 40～100mg 肌内注射，必要时每小时重复使用，直至苏醒。

5. 治疗并发症

(1) 肺炎：昏迷患者可发生肺炎，应常翻身，拍背、定期吸痰，针对病原菌给予抗生素治疗。

(2) 皮肤大疱：防止肢体压迫，清洁皮肤，保护创面。

(3) 急性肾衰竭：多由休克所致，应及时纠正休克，如已进入无尿期，应注意水、电解质平衡。

（二）慢性中毒的治疗原则

1. 逐渐减少镇静催眠药用量，直至停用。

2. 请心理科医师会诊，心理治疗。

第5节　电　击　伤

案例 6－4

2010 年 6 月 20 日，连续几天没下雨的南京最高温度达到 30℃～31℃。晚上 10 时许，某校区 11 栋 421 寝室，学生宋某走进洗手间准备洗澡，几分钟之后，寝室同学就听到里面"啊，电！"不对劲的叫声与摔倒声。打开洗手间门，看到宋某躺在地下，呼之不应。

问题：

1. 宋某怎么了？
2. 如何进行救治？

电击伤是指超过一定量的电流（包括雷击）通过人体，引起机体组织器官损伤及功能障碍。临床表现主要为局部灼伤、肌肉痉挛、意识障碍，严重的出现心室颤动或心跳、呼吸骤停。俗称触电。

一、病因与发病机制

（一）病因

人体直接接触电源发生的触电最多见，常见原因如下。

1. 缺乏安全用电知识违反操作规程　违章布

线，自行检修带电线路，利用供电线路晒衣、挂物等。

2. 漏电　电源、电线年久失修，线路绝缘性能降低、出现漏电。

3. 自然灾害　如大火、洪水或地震时，电线折断下落，接触人体。

4. 雷电电击造成电击伤。

5. 直接手拖拉电击者时导致意外点击。

（二）发病机制

一定量的电流通过机体，使细胞膜除极，引起肌肉收缩，严重者引起心室颤动，甚至心跳、呼吸骤停；另外，电流能量可转化为热能，使被电击部位温度迅速升高，出现灼伤或炭化。肌肉、肌腱和脂肪被灼伤后，局部水肿，压迫血管，使得小血管闭塞，引起远端组织缺血、坏死。每秒钟 50～60Hz 低频交流电危害性最大，可引起肌肉持久收缩，并易落在心脏应激期，引起心室颤动。触电时间越长，损伤越严重。

二、临床表现

1. 全身表现　轻者出现面色苍白、头晕、惊慌、心悸、全身软弱乏力。重者出现抽搐、休克或心律失常，如果发生心室颤动，则脉搏消失、呼吸停止。严重者出现呼吸、心搏骤停而死亡。

2. 局部表现　灼伤程度与电流的大小密切相关。低压电流灼伤部位多局限在浅层。高压电流灼伤可深达肌腱、肌肉甚至骨骼，面积也较大。

3. 并发症　肌肉强烈收缩可发生骨折、关节脱位或外伤；个别病人有脱发或毛发增多现象；女性可有月经紊乱。

三、救治措施

触电急救的要点是动作迅速，救护得法。发现有人触电，要沉着冷静，首先要使触电者尽快脱离电源，然后根据具体情况，进行相应的救治。

（一）立即帮助触电者脱离电源

1. 关闭电闸　低压交流电触电时，应立即关闭电闸，切断电源，若一时找不到电源盒或电源开关距离较远，可用干燥的木棍、竹竿等将电线剥离，千万不能用金属或湿木材接触病人或电线，也不能在没有断电时接触病人，以免自己也发生触电危险。高压电触电时，应立即通知有关部门停电，或迅速拉下开关，或由有经验的人采取特殊措施切断电源。

2. 自身保护　在救助过程中一定要注意自身保护。当触电者被高压电击中倒地后，不要贸然接近。因为强大的电磁场及电流也同时会使你触电身亡，只有将高压线的电源关闭或移开 10m 远以后，才可接近触电者。有时触电人跌倒在潮湿的地方，救护人员要注意穿上胶底鞋或站在干燥的木板上。

（二）心肺复苏

脱离电源后，如触电者呼吸、心跳微弱不规则甚至停止者必须马上进行人工呼吸和胸外心脏按压。

（三）支持疗法

1. 纠正水、电解质和酸碱失衡，防治急性肾衰竭。

2. 保护脑组织 可采用低温疗法如戴冰帽，可降低脑细胞的耗氧量。同时给予 20% 甘露醇进行脱水治疗，以降低颅内压。

（四）电灼伤和其他外伤的治疗

对坏死组织进行充分的消毒、清创包扎，减少污染。其他外伤亦要作妥善处理。如开放性气胸要关闭胸壁伤口；有大出血者应及时、妥当止血；骨折处应妥善固定，防止继发性血管、神经的损伤等。

四、预　　防

(1) 大力宣传安全用电常识和触电急救的知识，使群众掌握触电的预防和抢救措施。

(2) 严格遵守用电操作规程。

(3) 雷雨天气注意防雷击。

第6节　淹　　溺

案例 6－5

某校学生李某，男，16 岁。一天下午放学后，与其同学赵某，到附近水库去游泳，在水中游了 30 分钟左右，赵某游到岸上，喊李某上岸，怎么也喊不到他，等了 15 分钟还不见其人，赵某感到不好，立即回家叫来家长及其他大人，一起打捞寻找，约 1 小时左右，在水草中找到李某。已处于昏迷状态，面色苍白，无呼吸，无心跳。

问题：

1. 李某溺水可能的发病机制？
2. 如何进行救治？

人淹没于水中，呼吸道被水、污泥、水草等杂质堵塞，或喉头、气管发生反射性痉挛，引起窒息和缺氧，称为溺水，又称淹溺。

一、病因与发病机制

（一）病因

各种原因造成的落水（如游泳、掉入水井等）是溺水发生的主要原因，另外谋杀、意外呛水等也可以导致溺水的发生。

（二）发病机制

1. 呼吸道阻塞　窒息而引起缺氧是本病的主要

发病机制，人淹没于水中，往往因紧张、恐惧而屏气，或发生喉头痉挛，导致机体缺氧，二氧化碳潴留，引起代谢性酸中毒、水、电解质紊乱、脑水肿发生，病人意识逐渐丧失，直至呼吸停止，心脏骤停。

2. 肺泡进水　溺水者在水中时间过长，发生主动呼吸，大量水分进入肺泡，损伤了肺泡上皮细胞，肺泡表面活性物质减少，肺泡塌陷造成肺不张，加速和加重了缺氧和二氧化碳潴留。由于吸入水的性质及渗透压不同，其溺水后的病理生理改变亦不同。

(1) 淡水淹溺：由于淡水渗透压低，吸入呼吸道后可迅速经肺毛细血管进入血液循环中，使血容量剧增，引起肺水肿和心力衰竭。血液稀释，出现低钠、低氧和低蛋白血症，同时，低渗状态也可以使红细胞破裂，大量钾离子和血红蛋白进入血循环，引起高钾血症、肾衰竭。

(2) 海水淹溺：海水属高渗液体，含3.5%氯化钠，若为海水淹溺，大量海水进入气管及肺泡腔后。刺激肺泡壁、使得气血屏障通透性增强，引起肺水肿发生。同时，血液浓缩，血容量减少。并伴有不同程度的血钠、血氯、血镁、血钙等增高。

二、临床表现

淹溺的主要临床表现是窒息缺氧，窒息的轻重取决于溺水量的多少、吸入水的种类、持续时间的长短以及是否得到及时救护等。

病人被抢救上岸时，往往已是昏迷状态。面部肿胀，双眼充血，瞳孔散大，四肢厥冷，口腔及鼻腔内充满泡沫液体。呼吸及心跳不规则、微弱或停止，两肺布满湿啰音，心音微弱或消失。胃部明显扩张，可见上腹部膨隆。有时合并有吸入性肺炎、肢体外伤等，冬季溺水还会出现冻伤。

三、辅助检查

1. 血常规　显示白细胞数增高。

2. 尿常规　有蛋白及管型尿。

3. 动脉血气分析　显示低氧血症及酸中毒。

4. 血液生化检查　可有不同程度的电解质紊乱。

5. 胸部X射线　轻者双肺门对称性浸润，重者有弥漫性肺水肿的表现。

四、救治措施

(一) 现场急救措施

1. 迅速救离出水。

2. 维持呼吸道的通畅　病人被救出水面后，立即清除口腔、鼻腔内的泥沙和污物，将舌头拉出口外。

3. 倒水处理　将溺水者俯卧，腹部置于抢救者屈膝大腿上，头下垂，然后用手有规律地按压病人背部，使呼吸道和胃内积水倒出。

4. 心肺复苏　呼吸停止者，立即进行口对口人工呼吸、吹气量要大，足以克服肺内阻力。吹气后用双手按压胸廓辅助呼气，如果心跳也停止，则必须同时进行心外按压，直至心跳恢复。

(二) 院内救治措施

心肺复苏后，立即送往就近的医院，接受进一步的检查和治疗。

1. 维持呼吸功能　神志清醒病人可用鼻导管吸氧，昏迷病人可做气管切开、插管，使用人工呼吸机间断加压呼吸或呼气末期加压呼吸。

2. 维持循环功能　监测血压、中心静脉压和尿量，指导输液治疗。

3. 维持水、电解质及酸碱平衡　可先静脉滴注5%碳酸氢钠100～200ml，以后再根据动脉血气分析结果调节补液量。

4. 其他　应用广谱抗生素，防治吸入性肺炎；有脑水肿者，可使用糖皮质激素及20%甘露醇125～250ml静脉滴注；肾衰竭者给予相应治疗；处理骨折和其他外伤。

五、预　　防

1. 游泳或水上作业时，做好安全防护教育。

2. 游泳前不要饮酒或使用镇静剂。

3. 对心脑血管疾病及有发作性疾病病人，不要参加游泳。

第7节　中　　暑

案例6-6

某男，26岁，建筑工人，昏迷2小时，于2010年8月2日13时急诊入院。8月2日11时，病人在建筑工地7楼顶铺水泥时，感疲乏、头昏、心悸、大汗、口渴、随之晕倒在地，呼之不应，被工友送来医院。入院查体：T40.1℃，P96次/min，R24次/min，BP110/60mmHg，神志模糊，颜面潮红，皮肤灼热，心肺腹未见明显异常，四肢肌力Ⅱ级，肌张力正常，病理征阴性。辅助检查：血常规：WBC 9.81 $\times 10^9$/L，N 0. 925，Hb 113 g/L，PC 65 $\times 10^9$/L。肾功能检查：尿素氮23.8mmol/L，血肌酐602μmol/L，尿酸788μmol/L。

问题：

1. 该病人诊断何病？
2. 判断病情的严重程度？
3. 如何进行救治？

中暑是由于人体受高温、高湿环境或烈日暴晒的影响，引起机体体温调节中枢功能障碍、汗腺功能衰竭、水电解质平衡失调，从而出现一系列临床表现的急性疾病。根据发病机制及临床表现不同，可分为热射病、热痉挛、热衰竭三种类型。

一、病因与发病机制

（一）病因

1. 气象因素　高温、高湿、高辐射环境下工作，如炼钢、炼焦、铸造、陶瓷、建筑等。

2. 非气象因素　劳动强度大，时间长，无防暑降温措施；睡眠不足；肥胖者；老年人、久病卧床病人、产妇终日逗留在温度高不通风的室内；皮肤广泛损伤者均易发生中暑。

（二）发病机制

正常人体体温恒定在37℃左右、主要是在下丘脑体温调节中枢的控制下，产热与散热保持动态平衡来完成的。人体的产热主要是在体力劳动、运动、寒战时肌肉收缩过程中，体内的糖、脂肪分解而产生的。人体的散热主要是靠皮肤来完成，其次肺的通气也可带走一定的热量。人体的散热方式有辐射、蒸发、对流及传导四种方式，而又以辐射散热为主。当周围环境温度升高超过体温时，如肌体通过一系列调节，仍不能使体内的热量散发出去，热量在体内蓄积，便会导致中暑。

链 接 »»

人体与环境之间通过以下方式进行热交换：

1. 辐射　约占散热量的60%。室温在15～25℃时，辐射是人体主要散热方式。

2. 蒸发　约占散热量的25%。在高温环境下，蒸发是人体主要散热方式。蒸发1L汗液，散热2436kJ(580kcal)。湿度大于75%时，蒸发减少。相对湿度达90%～95%时，蒸发完全停止。

3. 对流　约占散热量的12%。散热速度取决于皮肤与环境的温度差和空气流速。

4. 传导　约占散热量的3%。如果人体皮肤直接与水接触，因水较空气热传导性强，散热速度是正常的20～30倍。

二、临床表现

中暑按病情轻重可分为如下几种情况：

（一）先兆中暑

在高温、高湿或通风不良的环境下工作或经过一段时间后，出现疲乏、头昏、眼花、心悸、大汗、口渴、注意力不集中、动作不协调即为先兆中暑。此时，体温正常或略高、若离开高温环境，休息数小时便可恢复。

（二）轻症中暑

除先兆中暑症状外，病人面色潮红、皮肤干热、胸闷或出现循环衰竭的早期表现，如大汗淋漓、面色苍白、血压下降、脉搏细速、体温在37.5℃以上。

（三）重症中暑

重症中暑根据发病机制及临床表现不同可分为如下三种类型：

1. 热射病　长时间在高温环境下，体内热量蓄积过多，机体出现全身软弱、头晕、恶心呕吐、动作不协调，甚至出现晕厥。典型症状为高热，体温可达40℃以上，颜面潮红、皮肤灼热、无汗；呼吸快而弱，脉搏增快，脉压增大，病人出现神志模糊、嗜睡、谵妄、惊厥甚至昏迷；瞳孔缩小（晚期扩大），对光反射迟钝或消失；严重者可出现脑水肿、心力衰竭、肺水肿、肾衰竭、休克、代谢性酸中毒、弥散性血管内凝血等严重并发症而迅速死亡。实验室检查出现白细胞总数和中性粒细胞比例增高、蛋白尿和管型尿、酸中毒、低钠和低氯血症。

2. 热痉挛　高温环境下，病人大量出汗，丢失盐分过多，引起四肢骨骼肌痉挛性疼痛。多见于健康青壮年往往已能适应高温环境者，常在强体力劳动、大量出汗后发病。肌肉痉挛好发于活动较多的四肢和腹部，以腓肠肌最多见，呈对称性，可自行缓解。体温一般正常，实验室检查可有低钠血症。

3. 热衰竭　是中暑最常见的一种类型。由于大量出汗及皮肤毛细血管扩张，引起血容量不足、周围循环障碍。起病较急，先出现头晕、头痛，可突然晕倒。病人面色苍白、大汗淋漓、脉搏细速、血压下降，有时还会出现抽搐，若未及时处理，病人很快会出现循环衰竭。体温一般不高。实验室检查可有高钠血症。

三、诊断与鉴别诊断

根据在高温、高湿环境下发病，结合典型的临床表现，一般诊断并不困难。其中热射病应与脑型疟疾、脑膜炎、中毒性痢疾等发热性疾病引起的高热相鉴别；若出现昏迷，应与急性脑血管病相鉴别，CT扫描有助于鉴别。

四、救治措施

（一）先兆中暑和轻症中暑

1. 立即将病人脱离高温环境，转移到阴凉通风处休息。

2. 补充水分或含盐清凉饮料。

3. 有循环衰竭者，应静脉补给生理盐水、葡萄糖溶液和氯化钾。

一般患者经治疗后30分钟到数小时内即可恢复。

（二）热射病

热射病属内科急症，必须立即采取降温措施。

1. 物理降温　将病人放在阴凉通风处，取半卧位，躯体和四肢浸于4℃水浴中，按摩四肢，使血管扩张，血液循环加快。在物理降温过程中必须随时观察和记录肛温，待肛温降至38.5℃时，应立即停止降温，将患者转移到室温在25℃以下的环境中继续密切观察。如体温有回升，可再浸入4℃水中或用凉水擦浴、淋浴。对年老体弱或伴有心力衰竭的重症病人，不宜冷水浸浴，可将病人置于25℃左右的室温下，在头部、腋下或腹股沟大血管处放置冰袋，同时用凉水擦洗全身。

2. 药物降温　氯丙嗪的药理作用有调节体温中枢功能、扩张血管、松弛肌肉和降低氧消耗，是协助物理降温的常用药物。具体用法：氯丙嗪20～25mg，加入5%葡萄糖生理盐水500ml中静脉滴注，1～2h内滴完。如病情危急，可用氯丙嗪和异丙嗪各25mg，加入5%葡萄糖生理盐水100～200ml中静脉滴注，10～20min滴完。用药过程中密切观察呼吸、脉搏、血压及体温变化，根据血压下降情况调整滴速或停药。

3. 支持治疗

（1）维持呼吸道畅通，吸痰、给氧。

（2）纠正水、电解质及酸碱平衡紊乱。

（3）脑水肿者，可静脉注射20%甘露醇125～250ml，或加用糖皮质激素。

（4）如有休克、心力衰竭、弥散性血管内凝血等情况可作相应处理。

（三）热痉挛

轻者口服含盐饮料，休息后即可恢复。重者可静脉滴注葡萄糖生理盐1000～3000ml，也可缓慢静脉注射10%葡萄糖酸钙10～20ml。

（四）热衰竭

需马上给予积极治疗。静脉滴注葡萄糖生理盐水1500～2000ml，并酌情补氯化钾。对重度低钠血症的病人，还需预防水中毒。

五、预　　防

1. 在高温、高湿环境下，需适当饮用防暑饮料或含盐0.3%的冷开水。

2. 加强防暑措施，改善劳动条件，生产过程机械化、自动化，减轻体力劳动。

3. 加强个人防护，预防中暑。

第8节　毒蛇咬伤

案例6-7

胡先生每年夏天都到附近的山上散步，今晨5点左右行至半山腰时，突然感觉右脚踝部一阵剧烈疼痛，低头一看，草丛中一条花色的长蛇正在爬动，看到右脚踝部出血，考虑到被蛇咬伤了，拔腿就往家里跑，用了约30分钟跑到家，这时他的右脚肿胀明显，刚说了一句“我的脚被蛇咬了”，就晕倒了。家人立即把他送往医院。

问题：

1. 胡先生往家里跑对吗？他应该怎么办？

2. 如何对胡先生进行救治？

一朝被蛇咬，十年怕井绳。可见被蛇咬伤是一件非常可怕的事，尤其是被毒蛇咬伤。毒蛇咬伤是由毒蛇咬伤人体局部引起的全身中毒性疾病，临床特征主要以神经和循环系统症状改变为主，严重者若处理不及时可在短时间内丧命。我国的毒蛇以蝮蛇、银环蛇、金环蛇、眼镜蛇、五步蛇、竹叶青、蝰蛇等较多见，其分布遍及全国大部分地区，尤其是南方多见，蛇咬伤多发生在夏秋季凌晨或夜间。我国每年被毒蛇咬伤的人数约在30万以上，死亡率约在10%。因此，在有蛇出没的地区活动的人群，学会毒蛇咬伤后如何急救是非常必要的。

一、病因和发病机制

人被毒蛇咬伤后，蛇的毒液通过其毒牙灌注进入皮下或肌肉组织内，通过淋巴吸收进入血液循环，引起局部及全身中毒症状。

蛇毒分为三类：①神经毒素：能阻断中枢神经和神经肌接头的递质传递，引起呼吸肌麻痹和全身肌肉瘫痪。常见于金环蛇、银环蛇、海蛇等咬伤所致。②血液毒素：有溶组织、溶血或抗凝作用，能破坏血管壁和红细胞膜，导致机体广泛出血和溶血。常见于竹叶青、五步蛇、蝰蛇等咬伤所致。③混合毒素：兼有神经毒素和血液毒素的病理作用。见于蝮蛇、眼镜王蛇、眼镜蛇等咬伤所致。

蛇毒还含有透明质酸酶，能溶解细胞间质，从咬伤处沿浅淋巴管迅速扩散并进入血液。造成全身中毒。

二、临床表现

（一）局部表现

局部出现皮肤红肿、青紫、水疱、渗血、坏死或溃烂，可以有疼痛或麻木感，局部淋巴结肿大疼痛。毒蛇咬处皮肤留下一对大而深的牙痕，有时有3个或4

个牙痕，从两牙痕之间的距离尚可推断蛇的大小。

（二）不同蛇毒引起的中毒表现

1. 神经毒素　伤口局部出现麻木，知觉丧失，或仅有轻微痒感。伤口红肿不明显，出血不多，约在伤后半小时后，觉头昏、嗜睡、恶心、呕吐及乏力。通常在咬伤后1～6h即出现明显中毒症状，如视力模糊、吞咽困难、言语不清、全身肌肉酸痛、软瘫，继而出现呼吸极度费力，最后呼吸肌麻痹和心力衰竭等，死亡率较高。

2. 血液毒素　局部迅速肿胀，并不断向近侧发展，伤口剧痛，流血不止。伤口周围的皮肤常伴有水泡或血泡，皮下瘀斑，组织坏死。并迅速向上扩散，明显淋巴结炎及淋巴管炎。全身中毒症状有恶心、呕吐、出汗等，有全身出血和溶血倾向，如咯血、呕血、便血和血尿等。严重时，可因休克、循环衰竭或急性肾衰竭而死亡。

3. 混合毒素　兼有神经毒素及血液毒素的症状。从局部伤口看类似血液毒素致伤，如局部红肿、瘀斑、血泡、组织坏死及淋巴结炎等。从全身来看，又类似神经毒致伤。此类病人死亡原因仍以神经毒为主。

三、辅助检查

进行辅助检查可判定并发症的存在。

1. DIC的检查　凝血时间延长，＞15min；纤维蛋白原减少，纤维蛋白降解产物增多，D-二聚体阳性。

2. 肾功能的检查　血尿、蛋白尿、颗粒或蛋白管型、尿素氮升高等。

四、诊　　断

1. 是否蛇咬伤　应排除其他有毒动物，如蝎子、蜈蚣等咬伤。

2. 是否毒蛇咬伤　应掌握毒蛇与无毒蛇的不同特征。

3. 是何种毒蛇咬伤　可根据临床表现区分是神经毒、血液毒还是混合毒哪种毒蛇咬伤。

链接

毒蛇的判断

一看蛇形：毒蛇的头多呈三角形，身上有彩色花纹，尾短而细；无毒蛇头多呈椭圆形，身上色彩单调，尾细而长。最好将咬人的蛇打死以供诊断参考。

二看伤口：毒蛇咬伤的伤口表皮常有一对大而深的牙痕，或两列小牙痕上方有一对大牙痕，有的大牙痕里甚至留有断牙；无毒蛇咬伤则无牙痕，或有两列对称的细小牙痕。如果蛇咬伤发生在夜间无法看清蛇形，从伤口上也无法分辨是否为毒蛇所伤时，万万不可等待观察伤口情况是否发生变化来判断是否被毒蛇咬伤。此时必须按毒蛇咬伤进行处理。

五、救治措施

（一）急救处理

局部紧急处理的目的是阻止毒素的吸收和加速排除毒液。由于蛇毒几分钟内即被吸收，要争分夺秒的进行急救，使毒液迅速排出，防止吸收与扩散。

1. 结扎或烧灼　被毒蛇咬伤后，病人应保持镇静，切忌惊慌奔跑，尽量少动，以减少毒液吸收和扩散。伤者应立即坐下或卧下，自行或找别人来帮助，迅速用手帕、绳等物品环扎伤口近心端以阻断毒素随淋巴和静脉回流，接着挤压伤口周围，使毒液排出。如果手指被咬伤可绑扎指根；手掌或前臂被咬伤可绑扎肘关节上；脚趾被咬伤可绑扎趾根部；足部或小腿被咬伤可绑扎膝关节下；大腿被咬伤可绑扎大腿根部。绑扎无需过紧，它的松紧度掌握在能够使被绑扎的下部肢体动脉搏动稍微减弱为宜。结扎后每20～30min放松结扎带1～2min，以防肢体缺血坏死。也可用火柴或打火机行毒蛇咬伤口烧灼，使毒蛇蛋白质在高温下变性或凝固，就不会被吸收而致中毒。

2. 冲洗、扩创　先用肥皂水和清水冲洗伤口周围皮肤，再用盐水或1：5000高锰酸钾液反复冲洗伤口。如果伤口内有毒牙残留，应迅速用小刀或碎玻璃片等（使用前最好用火烧一下消毒）挑出毒牙，然后在咬伤处以牙痕为中心做多个"＋"字形切口，深达皮下组织，使毒液流出，亦可配合用吸引器、吸乳器、拔火罐等吸出毒液，再用1：5000高锰酸钾液或过氧化氢溶液等不断冲洗，边冲洗边挤压排毒，持续约30min。彻底排毒后，盖以消毒敷料，并将咬伤的肢体放在低位。

3. 局部封闭　一般用0.5％普鲁卡因溶液40～60ml或加用地塞米松2～5mg，于伤肢近心端健康部做套式封闭。

必须注意，蛇毒是剧毒物，极小量即可致人死命，所以绝不能因惧怕疼痛而拒绝对伤口切开排毒的处理。病人出现口渴，可给足量清水饮用，切不可给酒精类饮料以防毒素扩散加快。经过切开排毒处理的伤员要尽快用担架、车辆送往医院作进一步的治疗，转运送中要消除病人紧张心理，保持安静。

（二）抗蛇毒药物的应用

1. 蛇药　具有解毒、消炎、止血、强心、利尿、抗溶血等作用，可内服外用，效果良好。

2. 抗蛇毒血清　是蛇伤的特效解毒剂，有单价和多价之分，能中和相对应的蛇毒，使用愈早愈好，若心、肾等器官已发生严重损害时，则难以奏效。抗蛇血清可发生过敏反应，使用前必须做过敏试验，皮试阴性者才可使用。若皮试阳性而又必须使用时，可采用脱敏注射法，同时给予马来酸氯苯钠敏（扑尔敏）、异丙嗪或糖皮质激素等。

（三）对症治疗

1. 出血的治疗　少量出血，注意观察；大量出血，血管结扎止血；出血较广泛者，主要预防弥散性血管性血管内凝血（D1C）。

2. 急性溶血的治疗　可应用低分子右旋糖酐、糖皮质激素及碳酸氢钠等。

3. 其他并发症的治疗　呼吸肌麻痹、休克、心力衰竭、肾衰竭等为毒蛇咬伤最主要的致死原因，必须根据病情给予气管摘管或气管切开、吸氧、辅助呼吸、抗休克治疗、应用强心剂及利尿药等，及时进行抢救。

4. 防治感染　常规应用抗生素及破伤风抗毒素，并注意加强清洁消毒和无毒操作。

（四）其他治疗

1. 支持治疗　镇静、休息、给予高营养、易消化食物，并鼓励患者多饮水，适当补充维生素C和B族维生素。

2. 糖皮质激素　可提高机体对蛇毒的耐受性，减轻毒血症及组织损害，并能减轻出血、溶血、局部红肿及肺水肿等一般可用氢化可的松200～400mg/d或地塞米松20mg/d，加入葡萄糖溶液中静脉滴注，一般用2～3d。

六、预　　防

1. 当野外旅行、工作时，尤其在夜间最好穿长裤、蹬长靴或用厚帆布绑腿。

2. 持木根棍或手杖在前方左右拨草将蛇赶走，夜间行走时要携带照明工具，防踩踏到蛇体招致咬伤。

3. 选择宿营地时，要避开草丛、石缝、树丛、竹林等阴暗潮湿的地方。

4. 还应常备解蛇毒药品以防不测。

第9节　急性酒精中毒

案例6－8

某男，30岁，在行驶途中，被执勤民警示意停车靠在路边，打开车门，一股刺鼻的酒味迎面扑来。该司机额面潮红，步态蹒跚，言语增多，答非所问。立即给予进行血液鉴定，血中乙醇含量达到223.7mg/100ml。

问题：

1. 该司机怎么了？
2. 判断病情的严重程度。
3. 如何进行救治？

乙醇俗称酒精。饮酒过量或服用过多的乙醇，可导致中枢神经兴奋及抑制状态，称为急性酒精中毒或乙醇中毒。

一、病因与发病机制

酒中的有效成分是乙醇，别名酒精，无色、易燃、具有醇香气味。酒是含乙醇的饮料，一次过量饮用可致中毒。

饮入的乙醇经胃和小肠在30min～3h内完全吸收，胃内有食物存在可延缓其吸收。吸收后乙醇分布于全身，血中乙醇浓度可直接反映全身浓度，10％由肾和肺排出。90％在肝脏转化最后生成二氧化碳和水。其毒性作用为：乙醇具有脂溶性、可迅速通过脑神经细胞膜，影响细胞功能。先使大脑皮质兴奋，继之皮质下中枢和小脑活动受累，出现共济失调，作用于网状结构引起昏睡或昏迷，最后使延髓呼吸中枢和血管运动中枢受抑制，严重者发生呼吸循环衰竭。血液中乙醇浓度达到22mmol/L（100mg％）时，出现中毒症状，血液中乙醇浓度达到87～154mmol/L（400～700mg％）可出现呼吸、循环麻痹而危及生命。中毒症状出现的迟早与饮酒量、个体敏感性等有关。

此外，乙醇也能使全身毛细血管扩张。还能导致代谢功能失调，肝细胞混浊、肿胀，由于肝糖原异生受抑，常发生低血糖。胃肠道黏膜水肿，呈现慢性炎症改变，可影响消化功能。并发肺水肿者有呼吸功能障碍。

二、临床表现

1. 兴奋期　当血中乙醇浓度达到11mmol/L（50mg％）时，出现头痛、头晕、欣快、兴奋。血中乙醇浓度达16mmol/L（75mg％）时，语言增多、饶舌、易激惹，可有粗鲁无礼行为，也可表现为沉默，额面潮红或苍白，呼气带酒味。浓度达到22mmol/L（100mg％），驾车易发生车祸。

2. 共济失调期　当体内乙醇浓度达到33 mmol/L（150mg％）时，动作不协调，步态蹒跚，眼球震颤，言语不清，视力模糊。浓度达到43mmol/L（200mg％）时，出现恶心、呕吐等。

3. 昏迷期　体内乙醇浓度达到54mmol/L（250mg％）时，进入昏迷期，表现为昏睡、瞳孔散大、体温降低；＞87mmol/L（400mg％）时，进入深昏迷、心率快、血压下降、呼吸慢而有鼾音，口唇发绀、大小便失禁，可出现呼吸、循环麻痹而危及生命。

酒醒后可有头晕、头痛、恶心、乏力、震颤等，对乙醇已有耐受者症状可以较轻。重症病人可发生并发症，如电解质紊乱、轻度酸碱平衡失调、低血糖、肺炎等。

链 接

醉驾是指因饮酒而完全丧失或部分丧失个人意志，在这种状态下驾驶机动车的行为。

1. 饮酒驾车

车辆驾驶人员血液中的酒精含量大于或者等于20mg%，小于80mg%的驾驶行为。

2. 醉酒驾车

车辆驾驶人员血液中的酒精含量大于或者等于80mg%的驾驶行为。

《刑法修正案（八）》于2011年5月1日起施行，醉酒驾驶机动车，不管情节是否恶劣、是否造成后果，都将按照"危险驾驶"定罪，处以拘役，并处罚金。

三、实验室检查

1. 乙醇浓度 急性中毒时、呼气中乙醇浓度与血中乙醇浓度相当，还可以测呕吐物或尿中乙醇浓度。

2. 其他 可有轻度代谢性酸中毒、低血糖、心律失常等。

四、诊断与鉴别诊断

有饮酒史，呼气有酒味及急性中毒的中枢神经系统由兴奋到抑制，乙醇浓度过量等可以诊断。

需要和其他引起昏迷的疾病如一氧化碳中毒、镇静催眠药中毒、脑血管病相鉴别。

五、救 治 措 施

（一）轻症病人

一般不需治疗。可用筷子、手指刺激咽后壁成舌根部，将胃内容物吐出，再饮入茶水。兴奋躁动病人可加以约束、共济失调者避免活动，以免发生外伤。必要时用1%～2%碳酸氢钠溶液洗胃；烦躁不安或过度兴奋者，可用小剂量地西泮，避免用吗啡、氯丙嗪、巴比妥类镇静剂。

（二）昏迷病人

注意是否同时服用其他药物，治疗重点是维持重要器官功能。

1. 维持呼吸功能　保持呼吸道通畅．鼻导管高流量(6～8L/min)给氧，必要时给予呼吸兴奋剂(尼可刹米或洛贝林)或气管插管、机械通气等。

2. 维持循环功能　注意血压、脉搏，静脉输入5%葡萄糖生理盐水等，心电图监护观察有无心律失常和心肌损害。

3. 维持体温　保暖，维持正常体温。

4. 维持水、电解质及酸碱平衡　及时进行监测，如血钾、血镁低时及时补充。

5. 催醒　纳洛酮有助于缩短昏迷时间，有催醒作用0.4～0.8mg，肌内或缓慢静脉注射。必要时1h后可重复注射1次。

6. 加速乙醇氧化　肌内注射维生素B_1、维生素B_6、叶酸各100mg，以加速乙醇在体内氧化。

7. 透析治疗　血中乙醇浓度＞87mmol/L(400mg%)，伴有酸中毒或同时服用甲醇或可疑药物时，用腹膜透析或血液透析促进体内乙醇排出。

8. 对症治疗　应用抗生素防治肺部感染；出现脑水肿时，脱水降低颅内压，保护脑细胞治疗；有呼吸衰竭时及时处理；按需补充液体、电解质。

（王纪凤）

目标检测

一、选择题

（一）A型题

1. 理化因素所致疾病的主要因素有（　　）
   A. 物理、化学、生物、心理性等因素
   B. 物理、心理
   C. 化学、心理
   D. 生物、心理
   E. 生物、物理
2. 下列因素哪一项不属于有害物理因素（　　）
   A. 高温、低温
   B. 高气压、低气压
   C. 噪声、振动
   D. 电离和非电离辐射
   E. 细菌及病毒
3. 诊断理化因素所致疾病，下列哪一项不妥（　　）
   A. 结合接触史、查明病因
   B. 结合临床表现
   C. 实验室检测
   D. 排除其他类似临床表现的疾病
   E. 追问遗传史
4. 有毒物质可多途径进入人体，下列哪一途径不妥（　　）
   A. 消化道　　B. 毛发
   C. 呼吸道　　D. 皮肤黏膜
   E. 伤口
5. 为了及时治疗急性中毒，下列哪项可作为中毒诊断的主要依据（　　）
   A. 毒物接触史
   B. 临床表现
   C. 毒物分析
   D. 毒物接触史和毒物分析
   E. 毒物接触史和临床表现
6. 下列哪种物质中毒具有缺氧和抑制酶的活力双重中毒机制（　　）
   A. 硫化氢　　B. 汽油

C. 氰化物　　D. 棉酚
E. 砒霜

7. 一般认为在服毒后，宜在多长时间洗胃最有效(　　)
A. 1 小时　　B. 3 小时
C. 6 小时　　D. 12 小时
E. 24 小时

8. 中毒伴肾功能不全或昏迷患者不宜使用下列哪种方法(　　)
A. 吸氧　　B. 硫酸钠导泻
C. 硫酸镁导泻　　D. 输液 E 洗胃

9. 急性中毒时洗胃排除毒物治疗哪一项不妥(　　)
A. 6 小时内进行效果最好
B. 6 小时外仍有必要
C. 每次注液 200～250ml，不宜过多
D. 洗胃宜尽早、彻底
E. 洗液总量＜8L 为宜

10. 清除进入人体尚未吸收的毒物，哪一项不正确(　　)
A. 吞服腐蚀性毒物者不应催吐
B. 昏迷患者插管洗胃可导致吸入性肺炎
C. 清洗皮肤宜用肥皂水或温水
D. 清除肠道内毒物宜用硫酸镁或蓖麻油导泻
E. 清除眼部宜用清水彻底冲洗

11. 抢救对硫磷等硫代类有机磷中毒者，洗胃液忌用(　　)
A. 清水　　B. 高锰酸钾溶液
C. 温水　　D. 碳酸氢钠溶液
E. 生理盐水

12. 下列各项中，哪一项不符合有机磷农药中毒的临床表现(　　)
A. 皮肤干燥，无汗　　B. 恶心呕吐
C. 肌肉颤动　　D. 肺水肿
E. 视力模糊，瞳孔缩小

13. 小剂量美蓝静脉注射用于哪项抢救(　　)
A. 重金属中毒　　B. 氰化物中毒
C. 亚硝酸盐中毒　　D. 有机磷中毒
E. 急性一氧化碳中毒

14. 亚硝酸盐或大剂量美蓝，硫代硫酸钠疗法用于哪项抢救(　　)
A. 氰化物中毒　　B. 亚硝酸盐中毒
C. 有机磷中毒　　D. 酒精中毒
E. 重金属中毒

15. 常用氨羧螯合剂(依地酸钙钠)和巯基螯合剂(二巯丙醇、二巯丙磺钠、二巯丁二钠)用于哪项中毒抢救治疗(　　)
A. 有机磷农药中毒 B. 氰化物中毒
C. 亚硝酸盐中毒　　D. 重金属中毒
E. 急性一氧化碳中毒

16. 有机磷杀虫药在人体分布最多的器官为(　　)
A. 肺　　B. 肝
C. 肾　　D. 脾
E. 脑

17. 有机磷杀虫药对人体的毒性主要是(　　)
A. 增加乙酰胆碱酯酶活力
B. 增加乙酰胆碱的产生
C. 减少乙酰胆碱的产生
D. 增加缓激肽的产生
E. 抑制乙酰胆碱酯酶活力

18. 诊断有机磷农药中毒的最重要的指标为(　　)
A. 确切的接触史
B. 毒蕈碱样和烟碱样症状
C. 血胆碱酯酶活力降低
D. 阿托品试验阳性
E. 呕吐物有大蒜味

19. 抢救急性敌百虫中毒者，清洗皮肤宜用(　　)
A. 热水　　B. 清水
C. 酒精　　D. 苏打水
E 上述均不是

20. 有机磷农药中毒的烟碱样症状有哪项(　　)
A. 多汗、流涎　　B. 尿失禁
C. 头晕、头痛　　D. 肌肉颤动
E. 肺水肿

(二) B 型题

A. 有机磷中毒　　B. 亚硝酸盐中毒
C. 氰化物中毒　　D. 铅中毒
E. 急性酒精中毒

21. 亚甲蓝(小剂量)治疗(　　)
22. 亚甲蓝(大剂量)治疗(　　)
23. 纳洛酮治疗(　　)

A. 铅中毒　　B. 砷、汞中毒
C. 亚硝酸盐中毒　　D. 氰化物中毒
E. 有机磷中毒

24. 依地酸钙钠治疗(　　)
25. 二巯丙醇治疗(　　)
26. 亚硝酸钠治疗(　　)

A. 砷、汞中毒　　B. 铅中毒
C. 有机磷中毒　　D. 氰化物中毒
E. 亚硝酸盐中毒

27. 阿托品治疗(　　)
28. 解磷定治疗(　　)

A. 阿托品　　B. 解磷定
C. 甲氧胺　　D. 络贝林
E. 西地兰

29. 误服呋喃丹药中毒的解毒剂是(　　)
30. 有机磷中毒患者抢救治疗时，不能与 3%碳酸氢钠溶液一起静脉滴注的药物是(　　)

第7章　严重创伤

学习目标

1. 了解严重创伤的病因
2. 掌握严重创伤的临床表现
3. 掌握严重创伤的诊断指标
4. 掌握严重创伤的急救措施

严重创伤：是指极为广泛或多处组织的创伤，多伴有重要器官的损害，有较多的血液或血浆的丧失、严重缺氧、酸中毒和大量组织坏死等。这些强烈刺激促使组织变性，从而加速代谢变化速度，导致休克、急性肾衰竭、败血症、脓毒症等严重并发症。这种创伤必须经过积极而正确的处理，才能获得恢复，但有的难以复原。

第1节　病因与临床表现

一、病　　因

1. 交通伤　交通伤占创伤的首要位置。现代创伤中交通伤以高能创伤（高速行驶所发生的交通伤）为特点，常造成多发伤、多发骨折、脊柱脊髓损伤、脏器损伤、开放伤等严重损伤。

2. 坠落伤　随着高层建筑增多，坠落伤的比重逐渐加大。坠落伤通过着地部位直接摔伤和力的传导致伤，以脊柱和脊髓损伤、骨盆骨折为主，也可造成多发骨折、颅脑损伤、肝脾破裂。

3. 机械伤　机械伤以绞伤、挤压伤为主，常导致单肢体开放性损伤或断肢、断指，组织挫伤血管、神经、肌腱损伤和骨折。

4. 火器伤

二、临床表现

在闭合性创伤，受伤局部疼痛、肿胀、瘀血及血肿。疼痛剧烈时可引起晕厥或休克；若受伤部位深组织或器官同时有破坏，可有内出血而出现一系列休克的症状，如四肢湿冷、呼吸急促而浅、意识障碍、脉搏快、血压低、尿量减少等。若有骨折或脱位，则受伤部位出现畸形及功能障碍。在开放性创伤，局部的伤口是最突出的临床表现，伤口内有不同程度的外出血；若开放伤口深及脏器或深部血管，可有内出血。休克常是严重开放性创伤的主要临床表现。此外伤员常有发热（38℃左右），为局部出血或坏死组织分解产物吸收所致，体温升高即应注意有无感染。休克纠正后仍无尿或少尿则可能是急性肾衰竭。成人24小时尿量少于400ml称为少尿，不足50ml称为无尿。有时可见急性呼吸窘迫综合征：虽无胸部创伤，但有进行性的呼吸困难，呼吸增快，每分钟超过40次。一般的鼻导管吸氧不能使之缓解。动脉血氧分压降低，最终可致昏迷、死亡。主要原因是休克时的微循环障碍或其他原因（如胃液误吸入肺）引起的肺间质水肿和肺泡群的萎陷，致使流经肺毛细血管的血液无法获得充分的氧气交换以满足全身的需要。严重创伤伤员经早期抢救成功而最终死亡者，约30%～50%死于此综合征。

第2节　诊断与急救处理

一、诊　　断

1. 颅脑创伤　颅内血肿、脑挫裂伤、颅底骨折者。（易出现颅内高压→脑疝→脑干功能衰竭→呼吸心跳停止）。

2. 颌面创伤　颌面部开放性骨折并大出血。（易出现失血性休克，气道堵塞→窒息）。

3. 颈部创伤　颈部创伤并大血管损伤、创伤性血肿、颈椎骨折。（易出现失血性休克，血肿压迫气道窒息，损伤颈髓高位截瘫）。

4. 四肢骨折及大血管损伤　①长骨干骨折多有疼痛、肿胀、功能障碍、畸形等典型体征。②大动脉损伤时，远端肢体冰凉，色泽苍白，脉搏消失。③静脉损伤或闭塞时，远侧肢体肿胀、瘀血、色泽乌黑。

虽然伤情复杂，症状体征常被掩盖，时间紧迫，条件简陋。但是由于人们对严重创伤的认识的不断深入，对其规律性的东西的深刻了解，一般说来，根据简单的物理检查，80%的伤员是可以初步明确诊断的。

链接

凡是有腹膜破损的都认为是开放性损伤，都有手术探查指征，尤其弹道伤必须探查。刀刺伤即使不探查也必须严密观察，不断前后对比，做好探查准备。闭合性损伤最难诊断，除物理检查外，可做B超、CT、X光、腹穿、灌洗等辅助检查，确诊率达90%。勿忘肛门指诊，如有破损、血迹、压痛等有助直肠损伤的诊断。

二、急救处理

（一）急救处理指征

1. 属于紧急处理的

（1）解除窒息、疏通气道。

（2）制止大出血。

（3）解除心包填塞。

（4）封闭开放性气胸和引流张力性气胸。

（5）解除过高的颅内压。

2. 在急救中心（急诊科）需要紧急开胸行心脏按压复苏的

（1）疑有胸内大出血导致休克的多发伤。

（2）疑有心脏创伤并心包堵塞或者肺受伤并张力性气胸者。

（3）疑有胸椎骨折的心脏停搏者，胸外按压时会加重脊椎骨损伤导致脊髓受损。

开胸复苏的优点：易明确诊断，清除血肿，有效止血，挤压充分，心排增加。

3. 属于优先处理的

（1）腹部脏器伤。

（2）上有止血带的血管伤。

（3）严重挤压伤。

（4）开放性骨折、关节伤和严重软组织开放伤。

（5）合并休克。

（6）脉搏＞120次/分或＜50次/分。

（7）呼吸＞30次/分或＜10次/分。

（8）意识不清者应列入危重伤员，优先抢救。

（9）血压＜80mmHg。

链 接

容易漏诊的几种情况

1. 昏迷或意识不太清醒病人，不能准确表达伤情。

2. 老年人，反应迟钝，体征、伤情严重度与表述不符。

3. 合并有内脏损伤的多发伤，病灶深在隐蔽，有的症状延迟出现。

（二）急救措施

抓住致命性的损伤，争分夺秒予以处理。影响救治成功的因素有：受伤的部位及严重程度，伤情越重，成功率越低，特别是有“三腔”脏器严重损伤者；伤后出现心跳停止者，再复苏成功率低；多个脏器或系统同时受累者。

1. 建立和保证三个通道的畅通

（1）气道：建立和保持通畅的气道是复苏和抢救中最重要的环节。

（2）尿道：可排泄代谢产物；监测肾血管灌注、肾功能。

（3）输液通道：是补液扩容抗休克的必备通道。是药物血液和营养制品的供给线。

2. 抗休克方法　除了通畅气道，充分供氧，病灶清除外，快速补液扩容是其主要方法。理由：严重创伤因其创面大，部位多，范围广，脏器破坏严重，血管断裂，创面外渗，血管通透性改变等情况而出现有效血容量双重丢失的现象，血容量明显不足，所以及时快速补液就显得格外重要。

3. 处理原发伤　这是综合治疗中极重要的措施，是治“本”之举。及时控制出血，减轻缺血缺氧的损伤是救治成功的基础。及时正确的手术是救治成功的关键。有时只有手术，才能最根本解决问题，扭转休克的恶性循环。

链 接

多发伤的手术处理原则是救命第一，保存器官、肢体第二，维护功能第三。

4. 充分的氧供　无论何种原因的缺氧，归根到底都影响到ATP的合成和细胞的代谢，导致心脑肾等重要脏器的缺氧性改变，释放多种炎性介质，引起内环境的严重紊乱和MODS的发生。

5. 监测和处理器官功能障碍。

6. 营养支持。

7. 预防感染。

思考题

1. 严重多发伤的临床特点有哪些？

2. 需要紧急处理和优先修理的创伤有哪些？

3. 在严重创伤抢救中，迅速建立和保持“三通”有什么意义？

（王文青　程　鑫）

目标检测

一、名词解释

1. 严重创伤　2. 闭合性创伤　3. 多发伤

二、选择题

1. 某病人因车祸被抬入急诊室。CT检查显示颅内有血肿，量约30ml，合并下颌骨开放性骨折。并有舌后坠，抢救原则首先是（　　）

A. 降低颅内压　　B. 下颌骨结扎固定

C. 补充血容量　　D. 保持呼吸道通畅

E. 开颅手术

（2～4题共用题干）

地震现场，一工人左腰及下肢被倒塌之砖墙压住，震后6小时救出，4小时送抵医院。诉口渴，尿少，呈暗红色。检查，脉搏 120 次/分，血压 95/70mmHg，左下肢明显肿胀，皮肤有散在淤血斑及水疱，足背动脉搏动较健侧弱，趾端凉，无骨折征。

2. 诊断首先考虑(　　)

A. 感染性休克　　B. 肾挫伤

C. 左下肢挫伤　　D. 左下肢血栓形成

E. 挤压伤综合征

试题点评：挤压伤后出现肾衰竭和休克称挤压伤综合征。

3. 静脉输液宜首选(　　)

A. 全血

B. 血浆

C. 右旋糖酐

D. 等渗盐水加入 1.25%碳酸氢钠溶液

E. 5%葡萄糖溶液

试题点评：休克治疗首选平衡液，等渗盐水加入 1.25%碳酸氢钠溶液即为临床常用的平衡液。

4. 首先应采取的处理是(　　)

A. 止痛　　B. 左下肢固定

C. 镇静　　D. 胸腔闭式引流

E. 吸氧

5. 男性，20 岁，右大腿刀刺伤 18 小时，刀口处红肿，有渗出液，目前最适当的治疗措施是(　　)

A. 清创缝合　　B. 抗生素治疗

C. 理疗　　D. 清理伤口后换药

E. 局部固定

6. 重型颅脑损伤最常见的并发症是(　　)

A. 褥疮　　B. 消化道出血

C. 角膜溃疡　　D. 尿路感染

E. 肺炎

7. 创伤性窒息的发生是由于(　　)

A. 胸腔内压骤然升高

B. 强大冲击波的超压和动压

C. 空间缺氧

D. 胸部受到撞击

E. 多发性肋骨骨折

8. 诊断张力气胸最充分的依据是(　　)

A. 呼吸困难并伴有皮下气肿

B. 伤侧胸部叩诊呈高调鼓音

C. 伤侧呼吸音消失

D. X 线见纵隔向健侧移位

E. 胸膜腔穿刺有高压气体

9. 男，30 岁，由 5m 高处跌下 2 小时。腹痛，腹肌紧张，有压痛和反跳痛，肠鸣音弱。血压 104/70mmHg，脉率 120 次/分。血红蛋白 80g/L。X 线检查：右侧第 9、10 肋骨骨折，右侧膈肌升高。最可能的诊断是(　　)

A. 肝破裂　　B. 胃破裂

C. 脾破裂　　D. 横结肠破裂

E. 胰腺断裂

10. 某建筑工人，从高处坠落，腰背挫伤，双下肢弛缓瘫痪，来院急诊。检查见腰部不能活动，双侧腹股沟以下感觉、运动及反射消失。X 线显示胸 12 椎体压缩性骨折。入院后 2 小时其双下肢功能逐渐恢复。该患者的脊髓伤可能是(　　)

A. 脊髓震荡　　B. 脊髓出血

C. 脊髓水肿　　D. 脊髓受压

E. 马尾损伤

第 8 章　急性器官功能衰竭

学习目标

1. 急性心力衰竭的病因和发病机制
2. 掌握急性器官功能衰竭的临床表现和治疗原则
3. 掌握急性器官功能衰竭的急救措施

第 1 节　急性心力衰竭

急性心力衰竭，最常见的是急性左心衰竭所引起的急性肺水肿。病人常突然感到极度呼吸困难，迫坐呼吸，恐惧表情，烦躁不安、频频咳嗽，咯大量白色或血性泡沫状痰液，严重时可有大量泡沫样液体由鼻涌出，面色苍白，口唇青紫，大汗淋漓，四肢湿冷，两肺满布湿啰音，心脏听诊可有舒张期奔马律，脉搏增快，可呈交替脉。血压下降，严重者可出现心源性休克。

一、病　　因

1. 广泛的急性心肌梗死，急性心肌炎或急进型高血压时，左心室排血量急剧下降，肺循环压力升高。

2. 二尖瓣狭窄，尤其伴有心动过速时，心室舒张期缩短，左心房的血液不能充分地流入左心室，左心房瘀血扩张，因而引起肺静脉压升高。

3. 严重的心律失常，如发作较久的快速性心律失常或重度心动过缓。

4. 输液过快或过多，心脏的负荷突然增加，在原有左心衰竭病人可引起急性肺静脉高压。

由于上述诸病因引起的肺静脉和肺毛细血管压力突然明显增高，当肺毛细血管渗透压超过 4.8kpa (36mmHg)时，则有大量浆液由毛细血管渗出至肺间质和肺泡内，发生急性肺水肿严重者左心室排血量急剧下降，同时出现心源性休克。

二、病 理 生 理

主要的病理生理基础为心脏收缩力突然严重减弱，心排血量急剧减少，或左室瓣膜性急性反流，LVEDP 迅速升高，肺静脉回流不畅。由于肺静脉压快速升高，肺毛细血管压随之升高使血管内液体渗入到肺间质和肺泡内形成急性肺水肿。

三、临 床 表 现

病人常突然感到极度呼吸困难，迫坐呼吸，恐惧表情，烦躁不安、频频咳嗽，咯大量白色或血性泡沫状痰液，严重时可有大量泡沫样液体由鼻涌出，面色苍白，口唇青紫，大汗淋漓，四肢湿冷，两肺满布湿啰音，心脏听诊可有舒张期奔马律，脉搏增快，可呈交替脉。血压下降，严重者可出现心源性休克。突发严重呼吸困难，呼吸频率常达 30～40 次/分，强迫坐位、面色灰白、发绀、大汗、烦躁，同时频繁咳嗽，咳粉红色泡沫状痰。极重者可因脑缺氧而致神志模糊。发病开始可有一过性血压升高，病情如不缓解，血压可持续下降直至休克。肺水肿如不能及时纠正，则终致心源性休克。听诊时两肺满布湿性啰音和哮鸣音，心尖部第一心音减弱，频率快，同时有奔马律，肺动脉瓣第二心音亢进。

胸部 X 线显示早期间质水肿，上肺静脉充盈、肺门血管影模糊、小叶间隔增厚；肺水肿时表现为蝶形肺门；严重肺水肿时，为弥漫满肺的大片阴影。重症患者采用漂浮导管行床边血流动力学监测，肺毛细血管嵌压(PCWP)随病情加重而增加，心脏指数(CI)则相反。

链 接 »»

心力衰竭的分级

一、纽约分级：是按诱发心力衰竭症状的活动程度将心功能的受损状况分为四级，实际上 NYHA 分级是对 C 期和 D 期患者症状严重程度的分级：

（一）Ⅰ级：患有心脏病，但日常活动量不受限制，一般活动不引起疲乏、心悸、呼吸困难或心绞痛。

（二）Ⅱ级：心脏病患者的体力活动受到轻度的限制，休息时无自觉症状，但平时一般活动下可出现疲乏、心悸、呼吸困难或心绞痛。

（三）Ⅲ级：心脏病患者体力活动明显受限，轻度活动即引起上述症状。

（四）Ⅳ级：休息状态下也出现心衰的症状，稍体力活动后加重。

二、6 分钟步行试验：要求患者在平直走廊里尽可能快地行走，测定 6 分钟的步行距离，若 6 分钟步行距离＜150m，表明为重度心功能不全；150～425m 为中度；426～550m 为轻度心功能不全。

四、诊　　断

根据典型症状与体征，一般不难作出诊断。故临床上对本病的诊断较少使用辅助检查,但X线心肺检查对诊断也有帮助,必要时可行血流动力学监测以明确诊断。

五、鉴别诊断

(一) 心性哮喘与支气管哮喘的鉴别

前者多见于中年以上,有心脏病史及心脏增大等体征,常在夜间发作,肺部可闻干、湿啰音,对强心剂有效;而后者多见于青少年,无心脏病史及心脏体征,常在春秋季发作,有过敏史,肺内满布哮鸣音,麻黄碱、肾上腺皮质激素和氨茶碱等药物有效。

(二) 右心衰竭与心包积液、缩窄性心包炎等的鉴别

三者均可出现肝脏肿大、腹水,但右心衰竭多伴有心脏杂音或肺气肿,心包积液时扩大的心浊音界可随体位而变动,心音遥远,无杂音,有奇脉;缩窄性心包炎心界不大或稍大,无杂音,有奇脉。

(三) 左心衰竭、右心衰竭和全心衰竭的鉴别

心力衰竭的临床表现与何侧心室或心房受累有密切关系。左心衰竭的临床特点主要是由于左心房和(或)右心室衰竭引起肺瘀血、肺水肿;而右心衰竭的临床特点是由于右心房和(或)右心室衰竭引起体循环静脉瘀血和水钠潴留。

1. 左心衰竭

(1) 呼吸困难:是左心衰竭的最早和最常见的症状。主要由于急性或慢性肺瘀血和肺活量减低所引起。阵发性夜间呼吸困难是左心衰竭的一种表现,病人常在熟睡中憋醒,有窒息感,被迫坐起,咳嗽频繁,出现严重的呼吸困难。

(2) 咳嗽和咯血:是左心衰竭的常见症状。

(3) 其他:可有疲乏无力、失眠、心悸等。

2. 右心衰竭

(1) 上腹部胀满:是右心衰竭较早的症状。常伴有食欲不振、恶心、呕吐及上腹部胀痛。

(2) 颈静脉怒张:是右心衰竭的一个较明显的征象。

(3) 水肿:心衰性水肿多先见于下肢,呈凹陷性水肿,重症者可波及全身,下肢水肿多于傍晚出现或加重,休息一夜后可减轻或消失。

(4) 发绀:右心衰竭者多有不同程度的发绀。

(5) 神经系统症状:可有神经过敏、失眠、嗜睡等症状。

(6) 心脏体征:主要为原有心脏病表现。

3. 全心衰竭　可同时存在左、右心衰竭的临床表现,也可以左或右心衰竭的临床表现为主。

六、治疗

急性左心衰竭时的缺氧和极度呼吸困难是致命的威胁,必须尽快使之缓解。

1. 体位　患者取坐位,双腿下垂,以减少静脉回流。

2. 吸氧　立即高流量血管给氧,对病情特别严重者应给予面罩或麻醉机加压给氧,使肺泡内压在吸气时增加,一方面可以使气体交换加强,另一方面可以对抗组织液向肺泡内渗透。

3. 吗啡　5～10mg静脉缓注不仅可以使患者镇静,减少躁动所带来的额外的心理负担,同时也具有小血管舒张的功能而减轻心脏的负荷。必要时每间隔15分钟重复一次,共2～3次。老年患者可酌减剂量或改为肌内注射。

4. 快速利尿　呋塞米20～40mg静注,于2分钟内推完,10分钟内起效,可持续3～4小时,4小时候可重复一次。除利尿作用外,本药还有静脉扩张作用,有利于肺水肿缓解。

5. 血管扩张剂　以硝普钠、硝酸甘油或酚妥拉明(利其丁)静脉滴注。

(1) 硝普钠:为动、静脉血管扩张剂,静注后2～5分钟起效,一般剂量为12.5～25μg/min,根据血压调整用量,维持收缩压在100mmHg左右;对原有高血压者血压降低幅度(绝对值)以不超过80mmHg为度,维持量为50～100μg/min。硝普钠含有氰化物,用药时间不宜连续超过24小时。

(2) 硝酸甘油:扩张小静脉,降低回心血量,使LVEDP及肺血管压降低。患者对本药的耐受量个体差异很大,可先用10μg/min开始,然后每10分钟调整一次,每次增加5～10μg,以血压达到上述水平为度。

(3) 酚妥拉明:为α受体阻滞剂,以扩张小动脉为主。静脉用药0.1mg/min开始,每5～10分钟调整一次,最大可增至1.5～2.0mg/min,监测血压同前。

6. 洋地黄类药物　可考虑用毛花苷C静脉给药,最适合用于有心房颤动伴有快速心室率并已知有心室扩大伴左心室收缩功能不全者。首剂可给0.4～0.8mg,2小时后可酌情在给0.2～0.4mg。对急性心肌梗死,在急性期24小时内不宜用洋地黄类药物,二尖瓣狭窄所致肺水肿洋地黄类药物也无效。后两种情况如伴有心房颤动快速心室率则可应用洋地黄类药物减慢心室率,有利于缓解肺水肿。

7. 氨茶碱　可解除支气管痉挛,并有一定的正性肌力及扩血管利尿作用,可起辅助作用。

8. 其他　应用四肢轮流三肢结扎法减少静脉回心血量,在情况紧急、其他治疗措施尚未奏效时,也能对缓解病情有一定的作用。

待急性症状缓解后,应着手对诱因及基本病因进行治疗。

七、急救措施

1. 体位　协助患者采取坐位或倚靠坐位,双腿

下垂(急性心肌梗死、休克患者除外),以减少回心血量,增加肺活量以利呼吸,使痰较易咳出。

2. 吸氧 积极纠正缺氧是治疗的首要环节。①鼻导管给氧。可用单侧或双侧鼻导管持续高流量给氧(5～6L/分)。②面罩吸氧。普通面罩给氧气时,吸入氧的浓度与鼻导管法相似。③加压给氧。

3. 镇静

4. 利尿

5. 强心药

第2节 急性呼吸衰竭

急性呼吸衰竭是指原肺呼吸功能正常,因各种肺部发展的病变,例如呼吸道阻塞性病变、肺组织病变、肺血管疾病、胸廓胸膜病变、神经中枢及神经肌肉疾病等,在短时间内引起严重气体交换障碍,产生缺氧或合并CO_2潴留。因病变发展迅速,机体未能有很好的代偿如不及时抢救,会危及患者生命。

一、病因

分急性Ⅰ型呼吸衰竭和急性Ⅱ型呼吸衰竭两类加以阐述。

1. 急性Ⅰ型呼吸衰竭

(1) 肺实质性病变:各种类型的肺炎包括细菌、病毒、真菌等引起的肺炎,误吸胃内容物入肺、淹溺等。

(2) 肺水肿:①心源性肺水肿:各种严重心脏病心力衰竭所引起。②非心源性肺水肿:最为常见的是急性呼吸窘迫综合征,其他尚有复张性肺水肿、急性高山病等。此类疾病常可引起严重的低氧血症。

(3) 肺血管疾患:急性肺梗死是引起急性呼吸衰竭的常见病因,此类疾病来势凶猛、病死率高。

(4) 胸壁和胸膜疾患:大量胸腔积液、自发性气胸、胸壁外伤、胸部手术损伤等,可影响胸廓运动和肺扩张,导致通气量减少和(或)吸入气体分布不均,损害通气和(或)换气功能,临床上常见为Ⅰ型呼吸衰竭,但严重者也可为Ⅱ型呼吸衰竭。以上各种病因所引起的呼吸衰竭早期轻者大多为Ⅰ型呼吸衰竭,而晚期严重者可出现Ⅱ型呼吸衰竭。

2. 急性Ⅱ型呼吸衰竭

(1) 气道阻塞:呼吸道感染、呼吸道烧伤、异物、喉头水肿引起上呼吸道急性梗死是引起急性Ⅱ型呼吸衰竭的常见病因。

(2) 神经肌肉疾患:此类疾病患者肺本质无明显病变,而是由于呼吸中枢调控受损或呼吸肌功能减退造成肺泡通气不足,而引起的Ⅱ型呼吸衰竭,例如重症肌无力、多发性肌炎、低钾血症、周期性瘫痪等致呼吸肌受累;脑血管意外、颅脑外伤、脑炎、脑肿瘤、一氧化碳中毒、安眠药中毒致呼吸中枢受抑制。

二、临床表现

起病急骤,多有脑外伤、溺水、电击、脊髓损伤、神经肌肉接头的病变,很快出现呼吸减慢或停止,并伴发绀、抽搐、昏迷。具体表现为:

1. 呼吸困难 表现在频率、节律和幅度的改变。如中枢性呼衰呈潮式、间歇或抽泣样呼吸。

2. 发绀 是缺O_2的典型症状。当动脉血氧饱和度低于85%时,可在出现口唇指甲发绀。

3. 精神神经症状 急性呼衰的精神症状较慢性为明显,急性缺O_2可出现精神错乱、狂躁、昏迷、抽搐等症状。急性CO_2潴留,pH<7.3时,会出现精神症状。严重CO_2潴留可出现腱反射减弱或消失,锥体束征阳性等。

4. 血液循环系统症状 严重缺O_2和CO_2潴留引起肺动脉高压,可发生右心衰竭,伴有体循环淤血体征。

5. 消化和泌尿系统症状 严重呼衰对肝、肾功能都有影响,如蛋白尿、尿中出现红细胞和管型。常因胃肠道黏膜充血水肿、糜烂渗血,或应激性溃疡引起上消化道出血。

三、诊断

(一) 诊断依据

1. 有导致急性呼吸衰竭的原发疾病或其他诱因存在。

2. 有不同程度的呼吸困难和青紫征等。

3. 血气分析 Ⅰ型呼衰时$PaO_2 \leqslant 6.67kPa$(换气障碍);Ⅱ型呼衰时婴幼儿$PaO_2 \leqslant 6.67kPa$,$PaCO_2 \geqslant 6.67kPa$;儿童$PaO_2 \leqslant 8kPa$,$PaCO_2 \geqslant 6.67kPa$。

(二) 辅助检查

1. 动脉血氧分压(PaO_2) PaO_2小于8kPa(60mmHg)作为呼衰的诊断指标。

2. 动脉血氧饱和度(SaO_2) 在重症呼衰抢救时,用脉搏血氧饱和度测定仪来帮助评价缺O_2程度。

3. 动脉血氧含量(CaO_2)。

4. 动脉血二氧化碳分压($PaCO_2$) $PaCO_2>6.67kPa$(50mmHg)作为呼衰诊断指标。

5. pH 低于7.35为失代偿性酸中毒,高于7.45为失代偿性碱中毒。

6. 二氧化碳结合力(CO_2CP)。

四、治疗

1. 建立通畅的气道 在氧疗和改善通气之前,必须采取各种措施,使呼吸道保持通畅。

2. 氧疗　是通过提高肺泡内氧分压，增加氧气弥散能力，提高动脉血氧分压和血氧饱和度，增加可利用的氧。合理的氧疗提高了呼衰的疗效，如慢阻肺呼衰患者长期低浓度氧疗（尤在夜间）能降低肺循环阻力和肺动脉压，增强心肌收缩力，从而提高患者活动耐力和延长存活时间。

3. 增加通气量、减少 CO_2 潴留；纠正酸碱平衡失调和电解质紊乱。

4. 合理使用利尿剂　在处理呼吸衰竭时，合理应用机械通气、给氧、利尿剂和碱剂，鼻饲和静脉补充营养和电解质，特别在慢阻肺肺心病较长期很少进食、服用利尿剂的患者更要注意。

五、急救措施

急性呼吸衰竭多突然发生，应在现场及时采取抢救措施，防止和缓解严重缺氧、二氧化碳潴留和酸中毒，保护神经、循环、肾等重要脏器的功能。

1. 一旦呼吸停止，应立即在现场清理口腔分泌物，在呼吸道通畅条件下，作间歇口对口的人工呼吸。

2. 有条件作带气囊导管的口腔插管，可手控简易呼吸囊进行人工通气。

3. 发生心脏骤停，还应采取有效的体外心脏按压等有关心肺复苏的抢救措施。随后再调用呼吸机进行合理的机械通气。

六、预　　防

1. 防治原发病针对引起呼吸衰竭的原发疾病进行预防，或在发病后及时进行积极处理。

2. 防止与去除诱因的作用对于可能引起呼吸衰竭的疾病，还必须同时防止诱因的作用。例如对于创伤、休克患者，要避免吸入高浓度氧、输给久存血库的血液或输液过量等，以免诱发成人呼吸窘迫综合征。有呼吸系统疾病的患者必须做手术时，应先检查病人的肺功能储备能力。对肺功能已有损害或慢性呼吸衰竭的病人更应积极防止及去除各种诱因的作用，以免诱发急性呼吸衰竭。

3. 畅通气道和改善通气常用的方法有：①清除气道内容物或分泌物。②解除支气管痉挛。③用抗感染治疗减轻气道的肿胀与分泌。④必要时作气管插管或气管切开术。⑤给以呼吸中枢兴奋剂。⑥掌握适应证，正确使用机械辅助通气。

4. 改善缺氧　呼吸衰竭时必定有严重缺氧，因此纠正缺氧，提高 PaO_2 水平对每个患者都是必要的。其目的在于短期内争取使 PaO_2 升至 6.67～8.0kPa（50～60mmHg），动脉血氧饱和度升至 85%左右。Ⅰ型呼吸衰竭有缺氧而无二氧化碳潴留，可吸入较高浓度的氧（一般不超过 50%）。慢性Ⅱ型呼吸衰竭时，由于呼吸中枢反应性的变化，一般认为给氧原则上以持续低浓度低流量为宜。应使 PaO_2 达到安全水平 8.0～9.33kPa（60～70mmHg），以求能供给组织以必要的氧而不致引起二氧化碳麻醉，然后根据病人情况调整并逐渐提高吸入氧的浓度及流量。如在给氧时出现二氧化碳分压进行性上升，则须助以人工通气以促进二氧化碳的排出。

5. 密切观察监护，综合治疗注意纠正酸碱平衡紊乱与水电解质紊乱；维持心、脑、肾等重要器官的功能；防治常见的严重并发症。

第 3 节　急性肾衰竭

急性肾衰竭是肾脏本身或肾外原因引起肾脏泌尿功能急剧降低，以致机体内环境出现严重紊乱的临床综合征。主要表现为少尿或无尿、氮质血症、高钾血症和代谢酸中毒。根据发病原因的不同和病理生理特点，病因可分肾前性如失血、休克、严重失水、电解质平衡紊乱，急性循环衰竭等，肾性如急性肾小球肾炎、急性肾小管坏死、大面积挤压伤等；肾后性如完全性尿路梗阻等。其中以急性肾小管坏死最为常见，也最具特征性，而且肾前性衰竭持续发展也会转化为急性肾小管坏死。

一、病因与分类

急性肾衰竭是由于各种病因引起的肾功能急骤、进行性减退而出现的临床综合征。按病因分为三类：

1. 肾前性　主要为有效循环血容量减少，导致肾血流灌注不足，肾缺血。

2. 肾后性　肾后性因素多为可逆性，及时解除病因常可使肾功能得以恢复，常见因素有尿路结石、双侧肾盂积液、前列腺增生和肿瘤等引起的尿路梗阻。

3. 肾性　①急性肾小管坏死是最常见的急性肾衰竭类型，约占 75%～80%，大都可逆。②急性肾间质病变常见的病因有过敏性，主要由药物引起（如甲氧西林、利福平、磺胺类等）、感染性（如金黄色葡萄球菌、革兰阴性杆菌、真菌、病毒等）、代谢性（如尿酸肾病、高钙血症等）、肿瘤（如多发性骨髓瘤、淋巴瘤、白血病等）。③肾小球和肾小血管病变如各种病因所致的急性肾炎、急进性肾炎、多发性小血管炎、肾皮质坏死等。

二、发病机制

急性肾小管坏死的具体发病过程，目前尚未完全明了。它的发生与下述因素有关：

1. 肾小球滤过率极度降低。

2. 肾小管腔阻塞，受损伤后坏死、脱落的肾小管上皮细胞和炎症渗出物、血(肌)红蛋白等，结成团块和管型，阻塞管腔，使原尿下流受阻，因而少尿；另一方面管腔积尿肿胀，又会增加肾内压力，使肾小球滤过率进一步下降。

3. 有人认为各种原因(休克、创伤、挤压伤等)引起的肾缺血所致的急性肾衰，其主要原因在于发生缺血后的再灌注损伤。

4. 少尿期后为多尿期，肾小管上皮开始再生，此时尿量增多，是由于：①致病因素已经解除，缺血和毒性物质已消除，血循环已经恢复。②新生的肾小管上皮细胞仍缺乏浓缩尿液的能力，尿比重仍低于1.015。③氮质血症和潴溜的代谢产物，起渗透性利尿作用。

三、临床表现

(一) 少尿期

1. 大多数在先驱症状12～24小时后开始出现少尿(每日尿量50～400ml)或无尿。一般持续2～4周。

2. 可有厌食、恶心、呕吐、腹泻、呃逆、头昏、头痛、烦躁不安、贫血、出血倾向、呼吸深而快、甚至昏迷、抽搐。

3. 代谢产物的蓄积　血尿素氮、肌酐等升高。出现代谢性酸中毒。

4. 电解质紊乱　可有高血钾、低血钠、高血镁、高血磷、低血钙等。尤其是高钾血症。严重者可导致心搏骤停。

5. 水平衡失调，易产生过多的水潴留；严重者导致心力衰竭、肺水肿或脑水肿。

6. 易继发呼吸系统及尿路感染。

(二) 多尿期

少尿期后尿量逐渐增加，当每日尿量超过500ml时，即进入多尿期。此后，尿量逐日成倍增加，最高尿量每日3000～6000ml，甚至可达到10000ml以上。在多尿期初始，尿量虽增多，但肾脏清除率仍低，体内代谢产物的蓄积仍存在。4～5天后，血尿素氮、肌酐等随尿量增多而逐渐下降，尿毒症症状也随之好转。钾、钠、氯等电解质从尿中大量排出可导致电解质紊乱或脱水，应注意少尿期的高峰阶段可能转变为低钾血症。此期持续1～3周。

(三) 恢复期

尿量逐渐恢复正常，3～12个月肾功能逐渐复原，大部分患者肾功能可恢复到正常水平，只有少数患者转为慢性肾衰竭。

四、诊断

(一) 诊断依据

1. 有休克或血管内溶血，药物中毒或过敏史。

2. 在纠正或排除急性血容量不足、脱水、尿路梗阻后，尿量仍≤17ml/h或尿量仍≤400ml/24h。

3. 尿比重在1.015以下，甚至固定在1.010。

4. 急骤发生和与日俱增的氮质血症。

5. 尿钠>40mmol/L。

6. 除外肾前性氮质血症及肾后性少尿或无尿。

(二) 辅助检查

1. 尿液检查　尿少、尿量≤17ml/h或<400ml/d，尿比重低，<1.014甚至固定在1.010左右，尿呈酸性，尿蛋白定性+～+++，尿沉渣镜检可见粗大颗粒管型和少数红、白细胞。

2. 氮质血症　血尿素氮和肌酐升高。但氮质血症不能单独作为诊断依据，因肾功能正常时消化道大出血病人尿素氮亦可升高。血肌酐增高，血尿素氮/血肌酐≤10是重要诊断指标。此外，尿/血尿素<15(正常尿中尿素200～600mmol/24h，尿/血尿素>20)，尿/血肌酐≤10也有诊断意义。

3. 血液检查　红细胞及血红蛋白均下降，白细胞增多，血小板减少。血中钾、镁、磷增高，血钠正常或略降低，血钙降低，二氧化碳结合力亦降低。

4. 尿钠定量　>30mmol/L。滤过钠排泄分数(FENa)测定，该法对病因有一定意义。其值>1者为急性肾小管坏死，非少尿型急性肾小管坏死及尿路梗阻。其值<1者，为肾前性氮质血症及急性肾小球肾炎。

5. 影像学检查。

链接 >>>

血肌酐(Scr)和血尿素氮(BUN)浓度升高的意义

确立诊断主要依据Scr和BUN浓度。BUN受较多因素影响，任何引起体内高分解状态的因素均可导致BUN升高。Scr浓度相对恒定，但Scr反映GFR不敏感，只有当GFR下降到正常的50%或以上时，Scr才见升高，此外，Scr的上升有时有药物的因素，常见的引起假性Scr升高的药物有西米替丁、长效磺胺、甲基多巴、头孢菌素和酮体。

五、治疗

1. 少尿期的治疗　少尿期常因急性肺水肿、高钾血症、上消化道出血和并发感染等导致死亡。故治疗重点为调节水电解质和酸碱平衡，控制氮质血症，供给适当营养，防治并发症和治疗原发病。

(1) 卧床休息：所有明确诊断的患者都应严格卧床休息。

(2) 饮食：能进食者尽量利用胃肠道补充营养，给予清淡流质或半流质食物，酌情限制水分钠盐和钾盐，早期应限制蛋白质。

(3) 维护水平衡：少尿期患者应严格计算24h出

入水量24h补液量为显性失液量及不显性失液量之和减去内生水量。

(4) 高钾血症的处理：最有效的方法为血液透析或腹膜透析若有严重高钾血症或高分解代谢状态以血液透析为宜高钾血症是临床危急情况在准备透析治疗前应予以紧急处理方法为：①伴代谢性酸中毒者可给5%碳酸氢钠250ml静脉滴注。②10%葡萄糖酸钙10ml静脉注射以拮抗钾离子对心肌的毒性作用。③25%葡萄糖液500ml加胰岛素16～20U静脉滴注可促使葡萄糖和钾离子等转移至细胞内合成糖原。④钠型或钙型离子交换树脂；上述措施无效，血钾＞6.5mmol/L时应透析治疗。

(5) 纠正代谢性酸中毒

(6) 应用速尿和甘露醇：少尿病例在判定无血容量不足的因素后可以试用速尿；甘露醇作为渗透性利尿药可应用于挤压伤病例的强迫性利尿。

(7) 抗感染治疗

(8) 营养支持疗法

(9) 血液透析或腹膜透析：早期预防性血液透析或腹膜透析，可减少急性肾衰竭发生感染、出血、高钾血症、体液潴留和昏迷等威胁生命的并发症。所谓预防性透析系指在出现并发症之前施行透析，这样可迅速清除体内过多代谢产物维持水电解质和酸碱平衡，从而有利于维持细胞生理功能和机体内环境稳定。

链 接 >>>

透析指征

1. 紧急透析指征是①急性肺水肿或充血性心力衰竭②严重高钾血症血钾在6.5mmol/L以上或心电图已出现明显异位心律伴QRS波增宽。

2. 一般透析指征是①少尿或无尿2天以上；②已出现尿毒症症状如呕吐、神志淡漠、烦躁或嗜睡；③高分解代谢状态；④出现体液潴留现象；⑤血pH在7.25以下。

2. 多尿期治疗

(1) 多尿期开始时威胁生命的并发症依然存在。治疗重点仍为维持水电解质和酸碱平衡，控制氮质血症，治疗原发病和防止各种并发症。

(2) 多尿期开始即使尿量超过2500ml/d，血尿素氮仍可继续上升。故已施行透析治疗者，此时仍应继续透析直至血肌酐降至265μmol/L(3mg/dl)以下，并稳定在此水平。临床一般情况明显改善者，可试暂停透析，观察病情稳定后停止透析。

3. 恢复期治疗　一般无需特殊处理，定期随访肾功能，避免使用对肾脏有损害的药物。

4. 原发病的治疗　对各种引起本病的原因进行治疗，另外可选用肾脏保护及修复促进药物。

第4节　多器官功能衰竭

多器官功能衰竭(MOF)是一种病因繁多、发病机制复杂、病死率极高的临床综合征。MOF是指机体在经受严重损害(如严重疾病、外伤、手术、感染、休克等)后，发生两个或两个以上器官功能障碍，甚至功能衰竭的综合征。

一、病　　因

1. 严重创伤　多发性创伤、大面积烧伤、挤压综合征等。

2. 严重感染　如急性梗阻性化脓性胆管炎、严重腹腔感染、继发于创伤后的感染等。

3. 外科大手术　如心血管手术、胸外科手术、颅脑手术、胰十二指肠切除术等。

4. 各种类型的休克。

5. 各种原因引起的低氧血症　如吸入性肺炎及急性肺损伤等。

6. 心搏骤停、复苏不完全或复苏延迟。

7. 其他　如急性出血性坏死性胰腺炎、绞窄性肠梗阻、大量快速输血输液等。

二、病理改变

(一) MOF病理生理基础

1. 应激反应

2. 氧代谢障碍

3. 代谢紊乱

4. 凝血机制障碍

(二) 各器官的病理生理特点

1. 肺功能障碍　肺是MOF发病过程中最容易和最早受到损害的器官。

2. 肾功能障碍　肾血流灌注不足，以及毒素和炎性介质引起的组织损伤是造成MOF时肾功能障碍的主要原因。

3. 胃肠道功能障碍　其病理生理基础是胃肠道黏膜屏障功能损害，由应激情况下胃肠道的微循环障碍，黏膜上皮细胞缺血，黏膜通透性增加造成。这可促使肠内细菌移位，诱发SIRS和加剧MOF。

4. 肝功能障碍　肝脏在代谢、解毒、免疫、凝血等方面具有重要功能，一旦遭受低血流灌注、炎性介质、细菌及内毒素等损害而发生功能障碍。

5. 心功能障碍　由于机体的调节功能和心脏本身具有的储备能力，心功能障碍多在MOF较晚期时才趋于明显。

三、临床表现

1. 呼吸系统　早期可见呼吸频率(RR)加快>20次/分，吸空气时动脉氧分压(PaO_2)≤70mmHg，动脉氧分压与吸入氧浓度之比(PaO_2/FiO_2)>300。X线胸片可正常。中期RR>28次/分，PaO_2≤60mmHg，动脉二氧化碳氧分压($PaCO_2$)<35mmHg，PaO_2/FiO_2<300。胸片可见肺泡实性改变(≤1/2肺野)。晚期则呼吸窘迫，RR>28次/分，PaO_2≤50mmHg，$PaCO_2$>45mmHg，PaO_2/FiO_2<200。胸片肺泡实性改变加重(≥1/2肺野)。

2. 心脏　由心率增快(体温升高1℃，心率加快15～20次/分)、心肌酶正常，发展到心动过速、心肌酶(CPK、GOP、LDH)升高，甚至室性心律失常、Ⅱ-Ⅲ度房室传导阻滞、室颤、心跳停止。

3. 肾脏　轻度肾功能障碍，在无血容量不足情况下，尿量能维持40ml/h，尿钠、血肌酐可正常。进而尿量<40ml/h，使用利尿剂后尿量可增加，尿钠20～30mmol/L、血肌酐为176.8μmol/L左右。严重时无尿或少尿(<20ml/h，持续6h以上)，利尿剂冲击后尿量不增加，尿钠>40mmol/L、血肌酐>176.8μmol/L。非少尿肾衰者尿量>600ml/24h，但血肌酐>176.8μmol/L，尿比重≤1.012。

4. 肝脏　SGPT>正常值2倍以上、血清胆红素>17.1μmol/L可视为早期肝功能障碍，进而血清胆红素可>34.2μmol/L，重者出现肝性脑病。

5. 胃肠道　可由腹部胀气，肠鸣音减弱，发展到腹部高度胀气，肠鸣音消失。重者出现麻痹性肠梗阻，应激性溃疡出血。

6. 凝血　轻者可见血小板计数减少<100×10^9/L，纤维蛋白原、凝血酶原时间(PT)及凝血酶原激活时间(TT)正常。进而纤维蛋白原可≥2.0～4.0g/L、PT及TT比正常值延长3秒，优球蛋白溶解试验>2h。重者血小板计数<50×10^9/L，纤维蛋白原可<2.0g/L、PT及TT比正常值延长>3秒，优球蛋白溶解试验<2h，有明显的全身出血表现。

7. 中枢神经系统　早期有兴奋或嗜睡表现，唤之能睁眼，能交谈，能听从指令，但有定向障碍。进而可发展为对疼痛刺激能睁眼、有屈曲或伸展反应，但不能交谈、语无伦次。重者则对语言和疼痛刺激均无反应。

8. 代谢　可表现为血糖升高或降低、血钠降低或增高以及酸中毒或碱中毒。

四、诊　　断

1. SIRS的诊断标准：具有以下两项或两项以上者：①体温>38℃或<36℃。②心率>90次/min。③呼吸>20次/min或$PaCO_2$<32mmHg。④白细胞计数>12.0×10^9/L或<4.0×10^9/L。

2. MOF的早期诊断依据为：①诱发因素(严重创伤、休克、感染等)；②SIRS；③器官功能障碍。

五、治　　疗

(一)治疗MOF的主要措施

1. 消除引起MOF的病因和诱因，治疗原发疾病。

2. 改善和维持组织充分氧合。

3. 保护肝、肾功能。

4. 营养支持及代谢调理。

5. 合理应用抗生素。

6. 抗氧化剂、自由基清除剂的应用。

7. 特异性治疗。

(二)MOF的治疗方法

1. 呼吸系统

(1) 保持气道通畅。

(2) 吸氧。

(3) 呼吸机支持疗法。

(4) 防治肺水肿。

2. 循环系统　维持正常的循环功能是保证组织血液灌注、恢复各器官功能的基础。

(1) 维持有效循环血容量。

(2) 应用血管活性药物。

(3) 其他循环功能支持疗法。

3. 肝脏　在恢复血容量、保证肝脏血液供应的基础上，加强支持疗法。

(1) 供给维生素。

(2) 补充热量。

(3) 补充新鲜血浆、白蛋白或支链氨基酸，利于保护肝脏和促进肝细胞合成蛋白。

4. 肾脏

(1) 使用利尿药。

(2) 透析疗法。

(3) 避免应用对肾脏有损害的药物。

5. 血液系统　对于因为血小板或凝血因子大幅度下降引起的出血，可输浓缩血小板或新鲜冰冻血浆。纤维蛋白原下降<1g/L时，应补充纤维蛋白原。

六、预　　防

1. 积极治疗原发病　原发病是发生MODS的根本原因。

2. 控制感染　原发严重感染和创伤后继发感染均可引发MODS。

3. 改善全身状况　尽可能维持水、电解质和酸碱平衡，提高营养状态等。

4. 及早发现 SIRS 的征象，及早治疗。

5. 及早治疗任何一个首先继发的器官功能障碍，阻断病理的连锁反应，以免形成 MODS。临床经验证明，治疗单一器官功能障碍的疗效，胜过治疗 MODS。

（王文青　胡蓉芳）

目标检测

一、名词解释

1. 心力衰竭　2. 心性哮喘　3. 肾衰竭
4. 多器官功能障碍综合征

二、选择题

1. 下列哪一项符合心力衰竭的概念（　　）
   A. 心肌收缩力减弱，心输出量减少
   B. 心肌舒张障碍，心室顺应性降低
   C. 心泵功能障碍，心输出量减少，不能满足机体代谢需要
   D. 心肌供能不足，收缩性减弱，不能满足心肌代谢需要
   E. 冠状动脉供血不足，导致心泵功能障碍
2. 充血性心力衰竭是指（　　）
   A. 容量负荷过重所致的急性心力衰竭
   B. 压力负荷过重所致的急性心力衰竭
   C. 伴有静脉系统淤血的慢性心力衰竭
   D. 伴有动脉系统缺血的慢性心力衰竭
   E. 慢性肺淤血引起的右心衰竭
3. 关于高输出量性心力衰竭的叙述下列哪项是错误的（　　）
   A. 心输出量较心力衰竭前有所降低
   B. 心输出量可稍高于正常水平
   C. 心输出量可满足机体代谢的需要
   D. 主要原因是高动力循环状态
   E. 常见于严重贫血．甲亢等疾病
4. 下列哪种情况可导致低输出量性心力衰竭（　　）
   A. 甲亢　　B. 心肌炎
   D. 动一静脉瘘　　E. 维生素 B_1 缺乏
   C. 严重贫血
5. 下列哪种情况可导致高输出量性心力衰竭（　　）
   A. 高血压病
   B. 冠心病
   C. 心瓣膜病
   D. 维生素 B_1 缺乏症
   E. 心肌病
6. 下列哪种情况可导致左心室后负荷过重（　　）
   A. 心肌炎
   B. 高血压
   C. 肺动脉高压
   D. 主动脉瓣关闭不全
   E. 二尖瓣关闭不全
7. 下列哪种情况可导致左心室前负荷过重（　　）
   A. 二尖瓣狭窄
   B. 主动脉瓣狭窄
   C. 主动脉瓣关闭不全
   D. 肺动脉高压
   E. 肺动脉瓣关闭不全
8. 下列哪种情况可导致右心室后负荷过重（　　）
   A. 高血压
   B. 主动脉瓣狭窄
   C. 肺动脉高压
   D. 二尖瓣关闭不全
   E. 室间隔缺损
9. 下列原因可导致心脏压力负荷过重，但应除外（　　）
   A. 主动脉瓣狭窄
   B. 肺动脉瓣狭窄
   C. 二尖瓣关闭不全
   D. 高血压
   E. 肺动脉高压
10. 下列哪项原因不会导致心脏容量负荷增加（　　）
    A. 二尖瓣关闭不全
    B. 主动脉瓣关闭不全
    C. 室间隔缺损
    D. 肺动脉高压
    E. 动一静脉瘘
11. 高血压引起的心力衰竭是由于（　　）
    A. 心肌结构破坏
    B. 心脏后负荷过重
    C. 心脏前负荷过重
    D. 循环速度加快
    E. 冠脉供血不足
12. 下列哪项不是左心室衰竭的原因（　　）
    A. 高血压病
    B. 冠心病
    C. 二尖瓣狭窄
    D. 二尖瓣关闭不全
    E. 主动脉瓣狭窄
13. 心脏能迅速动员的最早代偿方式是（　　）
    A. 心率加快
    B. 心脏扩张
    C. 心肌肥大
    D. 心肌收缩力加强
    E. 血容量增加
14. 下列哪项对心脏功能无代偿意义（　　）
    A. 心率加快
    B. 紧张源性扩张
    C. 肌源性扩张
    D. 心肌肥大

E. 交感神经兴奋

15. 在心脏代偿反应中,较经济.持久的代偿方式是(　　)

A. 心率加快

B. 心肌肥大

C. 紧张源性扩张

D. 肌源性扩张

E. 心室舒张末期容积增大

16. 呼吸衰竭通常是由下列哪项功能严重障碍引起(　　)

A. 外呼吸功能

B. 内呼吸功能

C. 血液携氧功能

D. 生物氧化功能

E. 氧的弥散功能

17. 任何呼吸衰竭均可出现(　　)

A. PaO_2↓

B. $PaCO_2$↑

C. PaO_2↓,$PaCO_2$↑

D. PaO_2↓,$PaCO_2$↓

E. PaO_2↑,$PaCO_2$↓

18. 某喉头水肿患者出现呼吸衰竭是由于(　　)

A. 肺泡扩张受限制

B. 中央气道阻塞

C. 外周气道阻塞

D. 气体弥散障碍

E. 肺通气/血流比值失调

19. 下列哪项不是阻塞性通气不足的原因(　　)

A. 呼吸道异物

B. 慢性支气管炎

C. 支气管哮喘

D. 喉头水肿

E. 肺水肿

20. 影响气道阻力最主要的因素是(　　)

A. 气道长度　　B. 气道内径

C. 气道形态　　D. 气流速度

E. 气流类别

三、简答题

1. 左心衰竭患者为什么出现夜间阵发性呼吸困难?

2. Ⅰ型、Ⅱ型呼吸衰竭分别发生在哪些情况下? 简要分析其发生机制。

3. 简述少尿型急性肾衰竭各期的机体变化。

第9章 常用急救技术

学习目标

1. 掌握各项急救技术的操作
2. 了解各项急救技术的目的
3. 熟悉各项急救技术的适应证与禁忌证

第1节 气管插管术与气管切开术

一、气管插管术

气管内插管术是将特制的气管导管，通过口腔或鼻腔插入病人的气管内，是一种抢救病人和气管内麻醉的重要技术。目的：改善通气和换气功能，以救治呼吸衰竭、呼吸骤停和各种原因的呼吸道梗阻。主要用于危重病伴有呼吸功能不全和心跳、呼吸骤停的患者，以保持气道通畅，便于吸痰，防止胃内容物、口腔分泌物吸入肺，还能有效地进行辅助和控制呼吸。

（一）气管插管术的适应证与禁忌证

1. 适应证

（1）心搏、呼吸骤停患者。

（2）呼吸困难综合征或呼吸功能不全者。

（3）呼吸道分泌物不能自行咳出，需行气管内吸引者。

（4）各种全身麻醉或静脉复合麻醉的患者。

（5）大手术呼吸道难以保持通畅者。

（6）婴幼儿气管切开前需行气管插管定位者。

（7）咽喉部保护性反射减低，随时有误吸可能者。

（8）中枢神经及神经肌肉系统疾病，如：吗啡、镇静安眠药过量、有机磷农药中毒、重症肌无力、脊髓灰质炎导致缺氧经其他治疗无效者。

2. 禁忌证　气管插管无绝对禁忌证，但以下情况不宜行气管插管术，推荐气管切开术。

（1）颈椎骨折、脱位、颅底骨折、筛板骨折。

（2）咽喉部烧灼伤、肿瘤或异物存留者。

（3）喉头水肿、急性喉炎、喉头黏膜下血肿或严重出血性疾病（如血友病），插管创伤可引起严重出血。

（4）急性上呼吸道感染，可引起感染扩散者。

（5）下呼吸道分泌物潴留所致呼吸困难，难以从插管清除者。

（6）主动脉瘤压迫气管者，插管可导致主动脉瘤破裂。

（7）已有张力性气胸者。

（二）用物准备

表面麻醉喷雾器、面罩和简易呼吸器、喉镜、气管导管、金属管芯、导管衔接或接头、牙垫、注射器1～2支、听诊器、插管钳、润滑剂、吸引管、固定胶布等。

（三）操作方法

1. 经口明视插管术是临床应用最广泛的一种气管内插管方法。

（1）体位：病人仰卧，枕部适度抬高，头后仰，使口、咽、喉三条轴线尽量呈一致走向。除去义齿，清除口咽分泌物。

（2）加压给氧：用简易呼吸器辅助高浓度吸氧2～3ml/min，其目的是置换出肺内二氧化碳，有助于延迟无通气期间低氧血症的发生，尽可能使氧饱和度达到95%以上，插管时暂停通气。

（3）开口：操作者站于病人头端，用右手推病人前额，使头部在寰枕关节处极度后伸，如未张口，应用右手拇指推开病人下唇及下颌，示指抵住上门齿，以二指为开口器，使嘴张开。

（4）置入喉镜：操作者左手持喉镜自病人右口角插入，轻轻将喉镜向左移，将舌体推向左侧，再把喉镜片移至正中，见到腭垂（此为暴露声门的第一个标志），沿舌背弧度慢慢推进喉镜使其顶端抵达舌根，稍稍向前上提喉镜，即可见到会厌（此为暴露声门的第二个标志），显露声门。声门呈白色，透过声门可以看到暗黑色的气管，在声门下方是食管的黏膜，呈鲜红色并关闭。

（5）以1%丁卡因或2%利多卡因喷雾喉头表面。

（6）插入气管导管：右手以握笔式持导管从患者右口角沿着镜片插入口中，并对准声门，在病人吸气末（声门大开时），送入气管内，请助手帮助将导丝拔除，继续将导管向前送入一定深度，插管时导管尖端距门齿距离通常在21～23cm。导管插入气管后，立即塞入牙垫，然后退出喉镜。

（7）确认导管是否已在气管中：请助手用简易呼吸器通气，在通气时观察双侧胸廓有无对称起伏，并用听诊器听诊双肺尖，以观察双肺呼吸音对称与否，呼吸音两侧不对称，可能为导管插入过深，会导致肺不张，应及时将导管稍稍后退，直至两侧呼吸音对称。

(8) 固定导管：用胶布以“八字法”将牙垫和气管导管固定于面颊(图 9-1)。

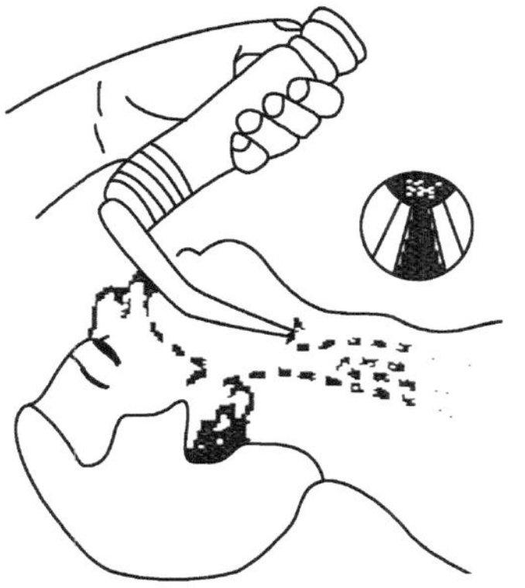

图 9-1　气管插管示意图

2. 经鼻腔明视气管内插管　当病人张口困难，或口腔内插管妨碍手术进行时，可用此法。

(1) 术前仔细检查病人鼻腔有无鼻中隔歪曲、息肉及纤维瘤等现象，选择好合适的鼻孔。

(2) 插管前先用麻黄碱和液状石蜡滴鼻。

(3) 导管选择应比口腔插管小 2F，用弹性好、较柔软的硅胶导管(不带气囊)。

(4) 适当应用诱导麻醉，但不宜太深。

(5) 病人体位同上。将气管导管插入鼻孔经鼻送至咽喉部。插入导管长度相当于鼻翼至耳垂，使用咽喉镜暴露声门，继续将导管插入，使其进入声门，如有困难可用插管钳夹持导管前端并挑起，然后由助手协助将导管送入声门，确认导管在气管内后，将其固定。

(6) 如插入后病人无法忍受，可适当加深麻醉，以免引起躁动呛咳。

(四) 注意事项

1. 动作要轻柔，避免粗暴引起牙齿脱落或损伤口腔、喉部黏膜引起出血。

2. 选择合适的导管，若导管过细、过软易堵塞，若过粗过硬易致喉头水肿。

3. 防止气囊漏气、破裂，影响患者通气质量及气管导管滑脱。

4. 气管导管不宜插入过深或过浅，过深易进入单侧支气管，引起缺氧或一侧肺不张；过浅易滑落。

5. 固定后要记录插管深度、插管时间、管径大小。

6. 防止插管意外　气管插管时，由于迷走神经反射，有可能造成患者的呼吸、心搏骤停，特别是生命垂危或原有严重缺氧、心功能不全的患者更容易发生。因此插管前应向患者的家属交代清楚，取得理解和配合。插管时应充分吸氧，并进行监测，备好急救药品和器械。

二、气管切开术

气管切开术是在颈部中线切开气管并放入金属气管套管以保持患者呼吸通畅的一种手术。目的是防止或迅速解除呼吸梗阻。气管切开可减少呼吸道解剖死腔的 50%，增加有效通气量，也便于吸痰、气管内滴药、加压给氧等。

(一) 气管切开术的适应证与禁忌证

1. 适应证

(1) 上呼吸道梗阻：包括急性咽喉部炎症、水肿、气管异物以及喉及气管外伤伴软组织肿胀、骨折等原因引起的喉阻塞、呼吸困难。

(2) 下呼吸道分泌物阻塞：各种原因引起的昏迷、吞咽障碍、咳嗽反射受抑制、下呼吸道分泌物不能排除。

(3) 辅助呼吸：已行气管插管，需较长时间呼吸机治疗者。

(4) 预防性气管切开：某些头颈部、颌面部、口腔等部位的手术；为了便于气管内麻醉及防治血液、分泌物流入下呼吸道，可做预防性气管切开。

2. 禁忌证

(1) 严重出血倾向者。

(2) 气管切开部位以下占位性病变引起的呼吸道梗阻者。

(二) 物品准备

气管切开包一个(含气管套管)，无菌手套，皮肤消毒用品，生理盐水，2%利多卡因溶液，吸引器，吸痰管，局部照明灯(图 9-2)。

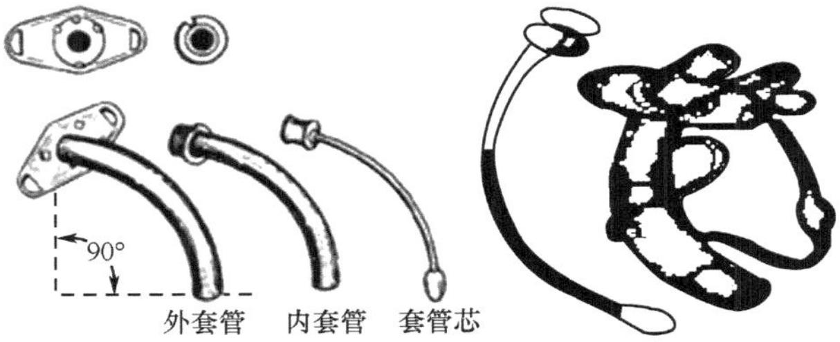

图 9-2　气管导管示意图

(三) 操作方法

1. 体位　病人仰卧，肩背部垫一小枕，将病人头后仰并固定于正中位，使下颌、喉结、胸骨切迹在同一直线上，气管向前突出、暴露。若为小儿，另一人可固定其头部。严重呼吸困难不能平卧者，可取半卧位，头略向后仰(图 9-3)。

2. 消毒铺巾及麻醉　颈部皮肤常规消毒后，操

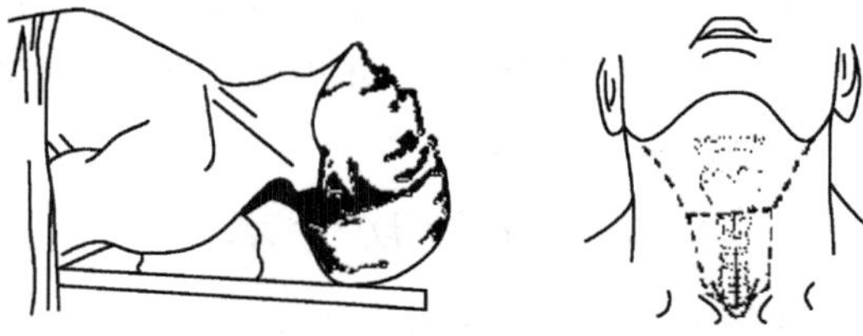

图 9-3 体位及切口示意图

作者戴无菌手套，铺手术洞巾。用 2% 利多卡因溶液进行局部浸润麻醉，上始甲状软骨，下止颈静脉切迹。

3. 切口及分离组织 以左手拇指、中指固定甲状软骨，食指置于环状软骨上方，右手持刀在颈前正中从环状软骨至胸骨凹作一长 3～4cm 长度纵行切口，分离皮肤组织，再沿路线切开颈浅筋膜，分离舌骨下肌群，将甲状软骨峡部向上推开，暴露气管。

4. 切开气管 显示第 3、4、5 气管软骨环，用注射器穿刺，经 3、4 软骨环间穿入，抽吸有气，切开第 3、4 或第 4、5 软骨环，一般常用尖刀由下向上挑开软骨环，刀尖不可刺入太深，以免穿入后壁损伤食管形成气管食管瘘（图 9-4）。

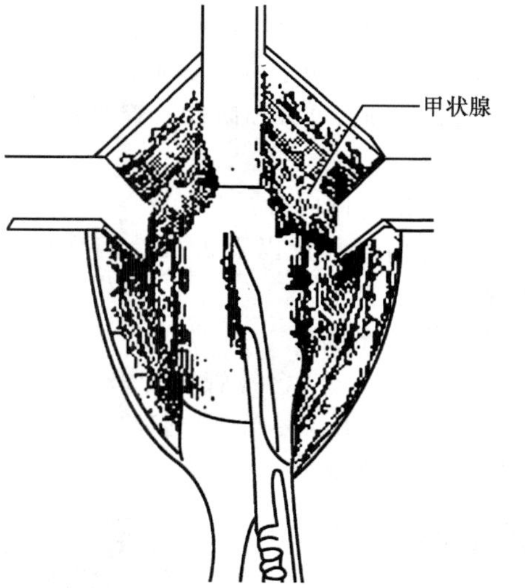

图 9-4 气管切开示意图

5. 插入合适的气管套管 立即用气管撑开器撑开，将带有导芯的气管导管插入，快速拔出导芯，插入内套管（图 9-5）。

6. 缝合皮肤切口，放置开口纱布块，垫于导管底板下，保护伤口。将套管的带子以外科结缚于颈后固定。套管上面放一张盐水湿纱布。

（四）注意事项

1. 采取头正中后仰位，使颏下点、喉结和颈静脉切迹三点保持在一条直线上，这样气管颈段也就保持正中位，且位置表浅，便于操作，以免伤及颈总动脉。

2. 多在第 3～5 气管软骨环的范围内切开气管前

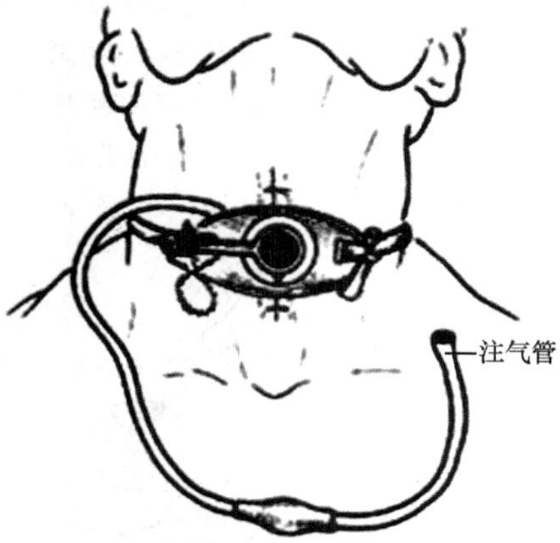

图 9-5 气管切开后放置合适的导管

壁，注意不要切得过深，以免刺伤气管后壁和食管。

3. 勿切环状软骨，以免术后发生喉狭窄。

4. 切开位置不可低于第 5 气管软骨环，以免伤及头臂动脉或其他大血管。

第 2 节 环甲膜穿刺术与环甲膜切开术

环甲膜穿刺与环甲膜切开术是临床上对于有呼吸道梗阻、严重呼吸困难的病人采用的急救方法之一。它可为气管切开术赢得时间，是现场急救的重要组成部分。同时它具有简便、快捷、有效的优点。

一、环甲膜穿刺术

（一）环甲膜穿刺术的适应证

1. 上呼吸道梗阻。

2. 喉源性呼吸困难（如白喉、喉头水肿等）。

3. 头面部严重外伤。

4. 气管插管有禁忌或无法行气管插管术。

5. 3 岁以下的小儿不宜做环甲膜切开者。

（二）物品准备

3% 碘酊、70% 酒精、粗穿刺针。

（三）操作方法

1. 体位 患者取仰卧位，去掉枕头，肩部垫起，头后仰。

2. 环甲膜定位 环甲膜位于甲状软骨和环状软骨之间，前无坚硬遮挡组织（仅有柔软的甲状腺通过），后通气管，它仅为一层薄膜，周围无要害部位，因此利于穿刺（图 9-6）。

3. 局部消毒后术者用食指中指固定环状软骨两侧，右手持注射针头（16 号）注射器从环甲膜垂直刺入。

4. 当针头刺入环甲膜后，即可感到阻力突然消

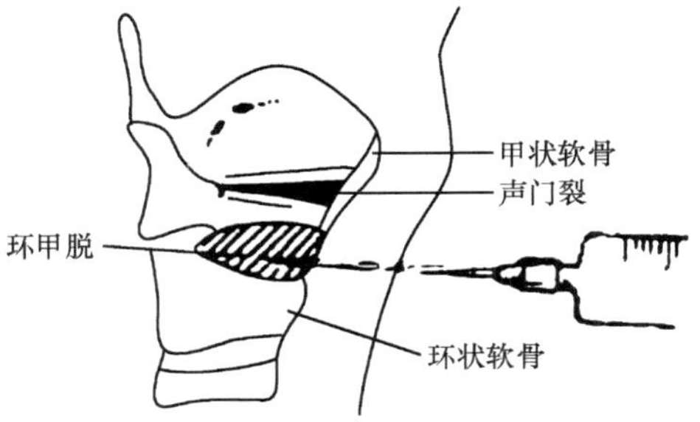

图 9-6　环甲膜穿刺定位

失或落空感，并能抽出气体，患者可出现咳嗽反射，随即上呼吸道阻塞的症状缓解。

（四）注意事项

1. 穿刺时进针不要过深，避免损伤喉后壁黏膜。

2. 回抽必须有空气，并确定针尖在喉腔内才能注射药物。

3. 如穿刺点皮肤出血，干棉球压迫的时间可适当延长。

4. 术后如患者咳出带血的分泌物，嘱患者勿紧张，一般在 1～2d 内即消失。

二、环甲膜切开术

（一）环甲膜切开术的适应证与禁忌证

1. 适应证

(1) 呼吸困难伴不稳定颈椎骨折或脱位的病人，用常规气管切开术可能加重病情者。

(2) 突发严重呼吸困难或窒息，无气管切开器械或短时间内无法完成气管切开。

(3) 上呼吸道完全梗阻，无法实施气管内插管的成年人。

2. 禁忌证

(1) 喉部急性疾病，如喉部损伤或感染。

(2) 声门下有炎症或新生物。

(3) 气管内插管时间较长者。

（二）物品准备

有条件时可备气管切开全套用物，无条件时备无菌手术刀、止血钳、橡皮管、粗穿刺针。

（三）操作方法

1. 患者取仰卧位，垫肩，头后仰，局部消毒，浸润麻醉或无麻醉。

2. 用左手食指摸清甲状软骨与环状软骨间的环甲膜，固定皮肤，右手持刀在颈部上方做一横切口，长 2～3cm(图 9-7)。

3. 分离皮下组织，露出环甲膜部，用刀横切开该膜 1cm，并迅速将刀背旋转 90°，或用血管钳撑开切口，以保持开口通畅。插入橡胶管或气管套管。

4. 安全固定导管，连接呼吸器。行机械通气，给予高浓度氧。

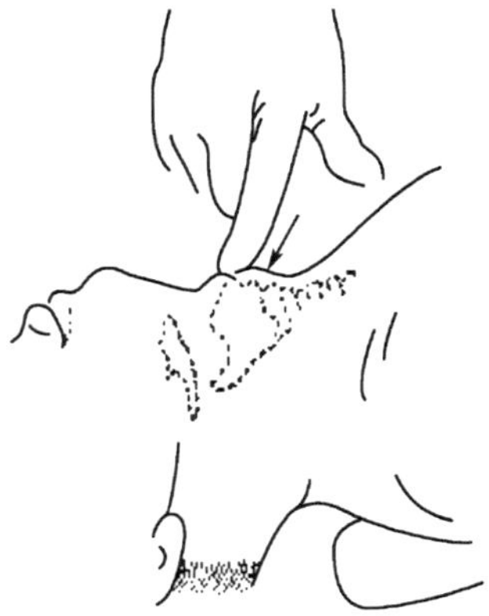

图 9-7　切口定位

（四）注意事项

1. 做切口时，不可用力过猛，以免损伤气管后壁结构，甚至食管穿孔等。

2. 切口部位应接近环状软骨的上缘，以免损伤环甲动脉吻合支。

3. 术中可能会引起出血、皮下或纵隔气肿、喉水肿、声带损伤等并发症，应注意预防。

第 3 节　胸膜腔穿刺术及闭式引流术

一、胸膜腔穿刺术

胸膜腔穿刺术，为常见的诊断和治疗手段之一，可明确胸腔内有无气体、血液或其他积液，并明确积液性质。抽吸胸腔内的液体和气体可以减轻对肺脏的压迫，促进肺扩张，进行胸腔内给药等。

（一）胸膜腔穿刺术适应证与禁忌证

1. 适应证

(1) 诊断性穿刺抽液，抽取胸腔积液，检查积液的性质或做细菌培养、细胞学检查，协助病因诊断。

(2) 穿刺抽液抽气，促进肺复张。

(3) 胸膜腔内注射药物。

2. 禁忌证　出血性疾病或有严重出血倾向的患者。

（二）物品准备

胸膜腔穿刺针、血管钳、注射器、无菌手套、消毒盘、局麻药及废液容器。根据病情所需的靠背椅或靠背架。

（三）操作方法

1. 体位　嘱患者取坐位面向椅背，两前臂置于椅背上，前额伏于前臂上。不能起床者可取半坐卧位，患侧前臂上举抱于头部。

2. 穿刺部位　如为排气，选患侧锁骨中线2、3肋间；如为排液，一般常取肩胛线或腋后线第7～8肋间；有时也选腋中线第6～7肋间或腋前线第5肋间为穿刺点。穿刺点可用甲紫的棉签在皮肤上作标记（图9-8）。

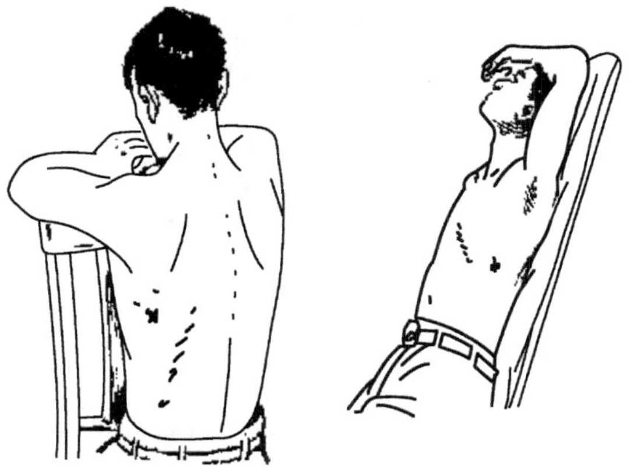

图9-8　穿刺部位

3. 麻醉　常规消毒穿刺皮肤，术者戴无菌手套，铺无菌巾。抽取2%利多卡因溶液5～6ml，由穿刺点开始逐层进行浸润麻醉，边注射边回抽，至回抽见气体或胸腔积液，退出针头，记录进入深度。

4. 穿刺　止血钳夹闭穿刺针后所接橡胶管，左手食指与中指固定穿刺点皮肤，右手持穿刺针，与皮肤垂直沿肋骨上缘缓慢进入，当感到针头抵触感突然消失（有“落空”感），表明穿刺针已进入胸膜腔，接50ml注射器，由助手松开橡胶管上的止血钳，紧贴胸壁用止血钳固定穿刺针，即可抽取气体和液体，并记量。

5. 术后处理　穿刺点局部消毒，覆盖无菌纱布压迫，胶布固定。注意有无气胸、血胸、复张性肺水肿等并发症。抽取的液体做必要的实验室检查。

6. 张力性气胸紧急情况下，如无相关设备，可在胸腔穿刺针的尾部紧扎一个橡皮指套，末端剪一小口，制成活瓣排气针。吸气时指套塌陷，避免空气进入胸腔，呼气时空气从指套小口排出。

（四）注意事项

1. 操作前应向患者说明穿刺目的，消除顾虑。

2. 抽液过多过快时可引起急性复张性肺水肿，故首次不宜超过800ml，以后每次不超过1000ml。

3. 操作中应密切观察患者的反应，如有头晕、面色苍白、出汗、心悸、胸部压迫感或剧痛昏厥等胸膜过敏反应；或出现连续性咳嗽、气短、咯泡沫痰等现象，立即停止抽液，并皮下注射0.1%肾上腺素0.3～0.5ml，或进行其他对症处理。

4. 严格无菌操作，操作中要防止空气进入胸腔，始终保持胸腔负压。

5. 应避免在第9肋间以下穿刺，以免穿透膈肌损伤腹腔脏器。

二、胸腔闭式引流术

胸腔闭式引流是胸部危急重症常用的急救技术，其目的：排除胸膜腔内积气，排除胸膜腔内积液，恢复和保持胸膜腔负压，维持纵隔的正常位置，促使术侧肺迅速膨胀。

（一）胸膜腔穿刺术适应证与禁忌证

1. 适应证

（1）用穿刺排气难以达到治疗效果的张力性气胸或反复发作的气胸。

（2）单侧气胸肺压缩50%以上者。

（3）脓胸。

（4）胸内手术后，需引流胸腔内积气和渗液。

2. 禁忌证　结核性脓胸、癌性胸腔积液。

（二）物品准备

胸腔闭式引流包（手术刀、止血钳、手术剪、镊子、持针器、缝针、缝线）、无菌手套、消毒敷料、凡士林纱布、引流管、水封瓶、5ml注射器等，3%碘酊，70%酒精，2%利多卡因。

（三）操作方法

1. 取仰卧位，于锁骨中线第二肋间（或第6～8肋间腋前线）处，并在胸壁作标记。

2. 常规用3%碘酊、70%酒精消毒皮肤，术者戴无菌手套，铺无菌巾。以2%利多卡因5ml，在胸壁标记处皮肤、皮下及肌层浸润麻醉，至少有2/3麻醉药注射在胸膜外（注射针在抽得气体或液体时，为胸膜腔内，退出注射针）。选择一根适当的引流管，引流管一端剪成弧形，距顶端1cm，再开一侧孔。

3. 一切准备好之后，于皮肤浸润麻醉处切开1.5～2.0cm，以血管钳分离皮下组织、肌层，直至胸膜腔，并扩大胸膜上的裂口。以血管钳夹住引流管弧形端，经切口插入胸膜腔。将引流管与水封瓶连接。观察有无气体或液体溢出。如果引流通畅，将引流管伸入胸腔3～4cm，即可缝合皮肤切口，并固定引流管，以免滑脱。切口以消毒纱布覆盖，并以胶布固定，引流管必须垂直于皮肤，以免造成皮肤压迫性坏死（图9-9）。

（四）注意事项

1. 保持管道密封　使用前严格检查引流管是否通畅和整个装置是否密封，引流管及广口瓶有无裂缝，各连接处，包括皮肤切口处均要求密封，以避免发生漏气或滑脱，并按无菌操作法安装，防止感染。水封瓶长玻璃管以浸入水面下3～4cm为宜，在水平面处用胶布粘贴作为标记以便观察和记录引流量。

2. 保持引流通畅　水封瓶压力管中水柱的波动

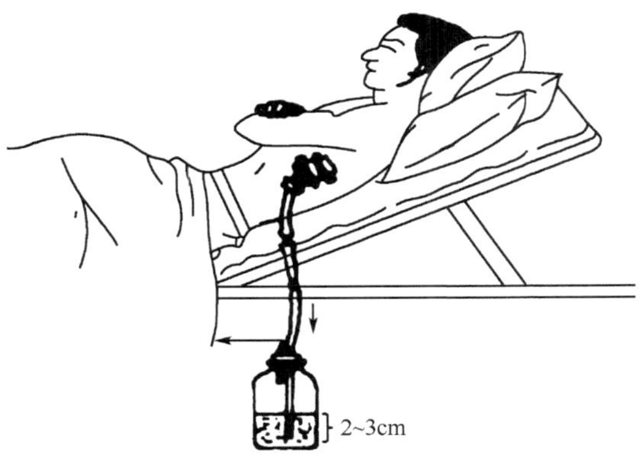

图9-9 闭式引流示意图

情况表示胸腔压力的高低，并提示引流管是否通畅。引流管通畅时，可见到玻璃管中的水柱随呼吸上下波动；若无波动，表示引流管不通，应检查原因及时处理，一般可挤捏引流管使其畅通，所以应定时挤压引流管，并可防止血块，纤维块堵塞。正常情况下水柱波动幅度为4～6cm。

3. 固定胸腔闭式引流管　将留有足够长度的引流管固定在床缘上，以免因翻身、摆动、牵拉等引起疼痛或引流管脱出。搬动患者时，须将引流管钳闭，以防导管脱落、漏气或液体逆流，每天定时更换水封瓶1次。

4. 预防胸腔感染　除严格执行无菌操作外，每天更换水封瓶，注意观察水封瓶中液体的量和性状，手术伤口每天更换敷料，穿刺点及周围皮肤每日用聚维酮碘消毒数次。

5. 拔管指征　胸腔无积液和积气，或术后引流少量淡黄色血清样渗液，听诊双肺呼吸音正常。胸片证实肺复张良好，可拔管。

第4节　静脉穿刺置管术

深静脉穿刺是危重病急救术中常用的操作技术之一。一些较大的静脉(如颈内静脉、锁骨下静脉)由于管径粗，血流量大，凡需大量紧急输液、输血而周围静脉穿刺困难者，可选用此术。另外，锁骨下静脉穿刺还可同时测定中心静脉压、放置心内起搏器等，对四肢烧伤的病人，还可长期保留输液，免行静脉切开。

一、锁骨下静脉穿刺置管术

(一) 适应证与禁忌证

1. 适应证

(1) 需长期输液、化疗、频繁留取血标本者。

(2) 周围循环衰竭的危重病人。

(3) 各种休克病人。

(4) 心肺功能不全、需监测中心静脉压者。

(5) 静脉内高营养治疗，需快速输血、输液、输注刺激性溶液者。

(6) 置入肺动脉导管、安装心脏起搏器的病人。

2. 禁忌证

(1) 凝血机制严重障碍。

(2) 局部感染。

(3) 上腔静脉综合征。

(二) 用物准备

锁骨下静脉穿刺包：16号或12号长5～6cm的穿刺针、导管(硅管)、硅橡胶连接管、平头针两个、针头两个、结扎线两卷、洞巾一块、纱布四块、小纱布(中间剪开)两块、弯盘两个、5ml和50ml注射器各一个。无菌0.4%枸橼酸钠生理盐水、1%普鲁卡因溶液、宽胶布、普通注射盘、无菌手套、静脉输液装置、中心静脉测压计。

(三) 操作方法

1. 经锁骨上穿刺法

(1) 体位：去枕低位仰卧，肩背部垫一小枕，使头低肩高，抬高穿刺侧锁骨。臂稍外展，头转向穿刺对侧，以显露胸锁乳突肌的外形。

(2) 确定穿刺点：胸锁乳突肌锁骨端外侧缘与锁骨上缘所形成的夹角，在该角平分线顶端或其后0.5cm处为穿刺点。用1%甲紫标出该穿刺点或胸锁关节，提示进针方向(图9-10)。

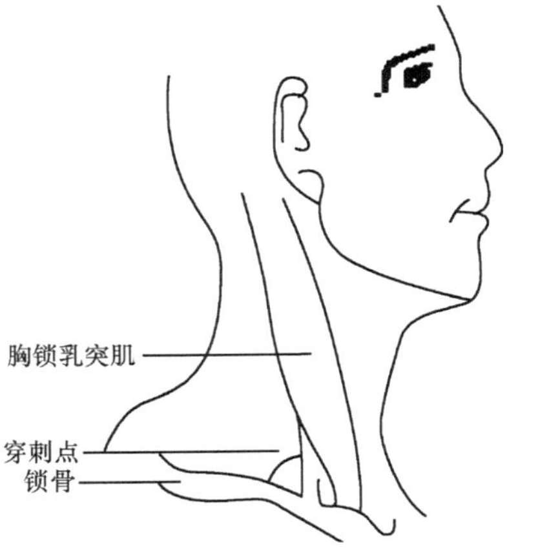

图9-10　锁骨上穿刺点示意图

(3) 常规消毒皮肤，戴无菌手套，铺无菌洞巾，用2%利多卡因溶液进行局部麻醉。

(4) 右手持穿刺针进行穿刺，针尖指向胸锁关节，进针角度约为30°～40°，边进针边回抽血，一般进针2.5～4cm即达锁骨下静脉。

(5) 确认穿刺针在静脉腔内后取下注射器，同时一手堵住穿刺针末端，以免空气进入血管内。迅速置入导丝，并拔出穿刺针。

(6) 沿导丝将深静脉导管插入血管内,边送导管边向外撤导丝,直至导丝完全从导管末端露出。

(7) 缝扎固定导管,并用肝素封管,敷料覆盖。

2. 经锁骨下穿刺法

(1) 体位及准备均同上。

(2) 取锁骨中点内侧 1～2cm 处的锁骨下缘为穿刺点,一般多选用右侧,在选定的穿刺点处进针,针头指向头部方向,与胸骨纵轴呈 45°,与胸壁平面呈 15°,一般成人进针 3～5cm,即可见到回血,按上述方法送入导管并固定(图 9-11)。

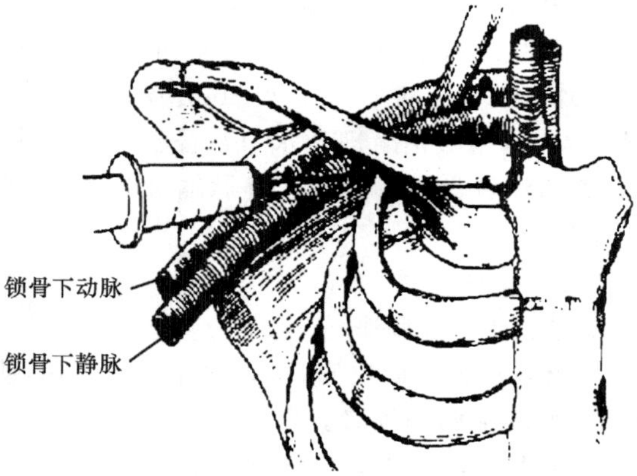

图 9-11 锁骨下穿刺点示意图

(四) 注意事项

1. 严格无菌操作,严防感染。

2. 熟悉静脉周围解剖关系,避免气胸、血栓等并发症的发生。

3. 更换接头或导管时应先折弯导管;输液瓶内液体绝不能流空,以防空气吸出发生栓塞。

4. 导管固定要牢固,以防脱出。

5. 防止管内血液凝固,定期冲管。

二、颈内静脉穿刺置管术

颈内静脉起于颅底基底部,走行与颈内和颈总动脉的后外侧,在前段逐渐转到颈总动脉前外侧。在胸锁乳突肌下端的胸骨头和锁骨头所形成的三角区内。

(一) 适应证与禁忌证

适应证与禁忌证同锁骨下静脉穿刺术。

(二) 用物准备

用物准备同锁骨下静脉穿刺术。

(三) 操作方法

1. 取仰卧位,头偏左后仰,暴露胸锁乳突肌。

2. 消毒,铺无菌洞巾,2%利多卡因局部麻醉。

3. 穿刺点选择胸锁乳突肌下端胸骨头和锁骨头所形成三角区的顶端(图 9-12)。

4. 穿刺针斜面向上,与皮肤成 30°～40°在颈总动脉外侧穿刺,针头指向同侧乳头。穿刺过程中,通过

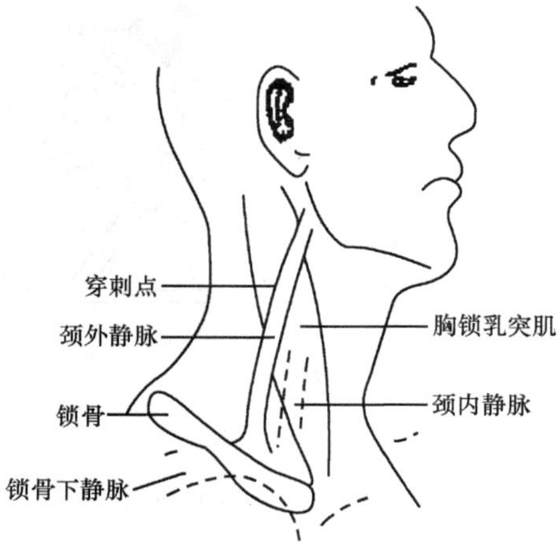

图 9-12 颈内静脉穿刺点示意图

注射器的抽吸作用保持穿刺针始终处于负压状态,直至可见回血,并确认为静脉血。

5. 取下注射器,同时一手指堵住穿刺针末端,以免空气进入血管内。迅速置入导丝,并拔出穿刺针。

6. 沿导丝将深静脉导管插入血管内,边送导管边向外撤导丝,直至导丝完全从导管末端露出。

7. 缝扎固定导管,并用肝素封管,敷料覆盖。

(四) 注意事项

注意事项同锁骨下静脉穿刺术。

第5节 洗 胃 术

洗胃术是指将清水或一定成分的液体灌入胃腔内,混合胃内容物后再抽出。其目的:解毒,清除胃内容物,避免毒物吸收,利用不同的灌洗液进行中和解毒。对于急性中毒,如吞服有机磷、无机磷、生物碱、巴比妥类药物等,洗胃是一项极其重要的抢救措施。

(一) 适应证与禁忌证

1. 适应证

(1) 清除胃内各种毒物。

(2) 幽门梗阻。

(3) 急、慢性胃扩张。

2. 禁忌证

(1) 强腐蚀性毒物中毒(服入强酸或强碱)。

(2) 食管或贲门狭窄或梗阻。

(3) 肝硬化伴食管或胃底静脉曲张、上消化道大出血、胸主动脉瘤。

(4) 严重的心脏病等。

(二) 用物准备

漏斗洗胃管、镊子、液状石蜡、无菌纱布、胶布、压舌板、开口器、舌钳、牙垫、橡胶围裙、棉签、灌洗液 10000～20000ml、污物桶、电动洗胃机,检查运转是否正常。

（三）操作方法

1. 若病员清醒而合作，可先用棉签或压舌板刺激咽喉催吐，以减轻洗胃的困难及并发症。

2. 病员取坐位或半坐位，中毒较重者取左侧卧位。置橡胶围裙围于患者胸前，如有活动义齿应先取下。对昏迷不合作者，可借助开口器使其张口，放入牙垫，应防止咬伤术者手指。

3. 操作者戴无菌手套，胃管前端10cm涂液状石蜡，经口腔缓慢插入食管内，当胃管已插入管壁标记50cm处，表示胃管前端已入胃内。向胃管注入适量空气，同时在胃区闻及气过水声，表明胃管已插入胃内，将胃管固定。（进管时如果患者有呼吸困难、咳嗽等，表示胃管误入气管，此时应拔管至口腔，重新再插）。

4. 将漏斗放置低于胃部的位置，挤压橡胶球，抽尽胃内容物，或者用注射器将胃内容物尽量抽尽，并留取标本送验。

5. 举漏斗高过头部30～50cm，将洗胃液慢慢倒入漏斗300～500mL，当漏斗内尚余少量溶液时，迅速将漏斗降低至低于胃的位置，并倒置于盛水桶，利用虹吸作用引出胃内灌洗液，若引流不畅时，可挤压橡胶球吸引，直至排尽灌洗液，然后再高举漏斗，注入溶液，如此反复灌洗，直至洗出液澄清无味为止。

6. 灌洗完毕，反折胃管迅速拔出，防止管内液体误入气管，测量灌洗的进出量。

（四）注意事项

1. 急性误服毒物而中毒者，患者神志清楚，合作者鼓励患者口服催吐洗胃，不合作者应立即插入胃管迅速洗胃，以减少毒物的吸收。

2. 中毒性质不明时，先抽取胃内容物化验。洗胃液可先选用温开水或等渗盐水，待毒物性质明确后，采用对抗剂洗胃。

3. 凡有心搏、呼吸骤停者，应先行复苏再行洗胃。

附：各种药物中毒的洗胃液 见表9-1

表9-1 各种药物中毒的洗胃液

中毒药物	洗胃液
酸性物	镁乳、蛋清水、牛奶
碱性物	1%醋酸、白醋、蛋清水、牛奶
碱性物	1%醋酸、白醋、蛋清水、牛奶
氰化物	饮3%过氧化氢溶液后引吐
敌敌畏	1∶10000～1∶15000高锰酸钾溶液
1605、1059乐果	2%～4%NaHCO3溶液、1%生理盐水
美曲磷脂	1∶10000～1∶15000高锰酸钾溶液
DDT	温开水或生理盐水
酚类	用温开水、植物油洗胃至无酚味为止，洗胃后多次服用牛奶、蛋清保护胃黏膜
巴比妥类（安眠药）	1∶10000～1∶15000高锰酸钾溶液
异烟肼	1∶10000～1∶15000高锰酸钾溶液、硫酸钠溶液导泻
灭鼠药（磷化锌）	1∶10000～1∶15000高锰酸钾溶液或0.1%硫酸铜溶液洗胃，0.5%～1%硫酸铜溶液每次10ml，每5～10分钟服一次刺激舌根引吐
河豚中毒	口服依米丁或1%硫酸铜溶液100ml催吐，用1∶10000～1∶15000高锰酸钾溶液或0.5%活性炭悬液灌入，50%硫酸镁溶液导泻

第6节 除颤术

除颤即心脏复律术。此术是电学治疗心律失常的一种方法。利用除颤器发出的高能量短时限的脉冲电流通过心肌，使所有心肌细胞在瞬间内同时发生除极，因而消除折返激动抑制异位心律，重建正常的窦性心律。这种治疗快速性心律失常的方法，已广泛应用于急诊处理，是心肺复苏的关键技术。目前的观点是尽可能早除颤，可以提高存活率。

（一）适应证

适用于心搏骤停、心室颤动的抢救治疗。除洋地黄中毒导致外，均应尽早除颤。

（二）操作方法

1. 患者仰卧，备有抢救复苏设备，建立静脉通道。

2. 迅速开放气道、人工辅助呼吸，准备除颤仪同时，给予持续胸外心脏按压。

3. 在电极板上均匀涂抹导电膏或铺垫盐水纱布垫，术者双手持电极板，将两电极板分别置于胸骨右缘第二肋间（心底部）。和左腋前线第五肋间（心尖部），电极的中心在中轴线。紧贴皮肤，使用在电极板上的压力约在10kg左右。

4. 选择除颤仪功率并充电 按同步或非同步键，旋转按钮选择电功率。同步一般选择150～200J，非同步首次为360J，第二次仍予360J，但最大不超过360J。

5. 确认术者及他人无与患者身体接触且无导电体存在后，双手拇指同时按压电除颤按钮电击。

6. 除颤完毕立即移开电极板，继续胸外心脏按压，5个周期心肺复苏后检查心律，必要时给予再次除颤。

（三）注意事项

1. 除颤时病人最好安置于设备齐全的抢救室或监护室里。

2. 除颤时所有工作人员均应远离病人及病床或其他可能接触到病人的设备。电极放置时应与胸部皮肤尽量贴紧，避免电阻过大灼伤皮肤。

3. 除颤有两种方法：同步与非同步除颤。除心室颤动、心室扑动用非同步除颤外，其余的心律失常均选择同步除颤。

4. 若灼伤，按烧伤常规处理。

（凌　斌）

目标检测

一、名词解释

1. 洗胃术　2. 除颤术

二、选择题

1. 使用单向波除颤仪，电击能量选择为（　　）
   A. 200J　　B. 300J
   C. 360J　　D. 150J
2. 成人胃管插入的深度一般为（　　）
   A. 40～45cm　　B. 55～60cm
   C. 45～55cm　　D. 60cm 以上
3. 洗胃液的温度最好选择在（　　）
   A. 32～37℃　　B. 4℃左右
   C. 37～40℃　　D. 21～24℃
4. 当怀疑插管位置有问题时，可进行以下判断方法哪些是错误的（　　）
   A. 上腹部听诊不应该听到呼吸音
   B. 胸骨切迹听诊不能听到呼吸音
   C. 胸骨切迹压迫触诊导管气囊能感觉到压力波动
   D. 可利用洗耳球和 CO_2 监测器来帮助诊断
5. 下列关于插管过程的描述哪些是错误的（　　）
   A. 助手固定患者头部，多用 Sellick 方式
   B. 张开下巴，使喉镜从口腔右侧进去，沿舌跟进入咽部
   C. 看到会厌后导管从会厌左侧进入，声门一张开就顺势插入导管，直到声带下 5cm 左右
   D. 导管前端气囊充气，固定导管，并检查导管位置是否正确
6. 气管插管可以引起除下列哪种之外的各种反射（　　）
   A. 咳嗽反射　　B. 吞咽反射
   C. 呕吐反射　　D. 膝腱反射
7. 颈外静脉置管的适应证是（　　）
   A. 骨髓炎
   B. 脓毒血症
   C. 急性菌痢
   D. 没有合适的周围静脉然需静脉通路的病人
8. 有关气管切开术，下哪项不正确（　　）
   A. 患者取仰卧位，肩垫高，头后仰、颈伸直
   B. 皮肤切口以环状软骨下缘至胸骨上切迹上方
   C. 根据气管环为白色，触之有弹性，穿刺抽出气体来辨认气管
   D. 下呼吸道分泌物阻塞，不适宜气管切开
9. 经口气管插管应用时间一般不超过多长时间（　　）
   A. 24h　　B. 72h
   C. 1 周　　D. 1 月
10. 经口气管插管机械通气的病人突然出现全身发绀，SpO_2 下降至 30%～40%，下列哪个原因可能性最大（　　）
   A. 血氧饱和度监护仪故障
   B. 呼吸机通气参数设置不当
   C. 气管插管脱出
   D. 气道痉挛

三、简答题

1. 气管插管注意事项有哪些？
2. 如何进行气道梗阻急救？
3. 简述胸腔闭式引流操作要点。
4. 简述洗胃术的注意事项。
5. 简述除颤术的注意事项。

第 10 章　重症监护病房与监测技术

学习目标

1. 了解 ICU 的位置、设置情况与管理制度
2. 熟悉 ICU 的模式、收治对象与感染控制
3. 掌握 ICU 常用监测技术

第 1 节　重症监护病房

案例 10-1

一男性患者，52 岁，诊断为广泛前壁心肌梗死。入院第一天早饭后突然抽搐，意识不清，血压测不到，心电监护导联呈形态、振幅各异的不规则波动，频率为 310 次/分，QRS 波群消失。问此病人应安排在那种病房更有利于抢救与观察，此时采取的最恰当的急救措施是什么？

危重病医学的临床基地是重症监护病房(intensive care unit，ICU)，对于收治在 ICU 的危重病病人，不失时机地给予延续性支持治疗，并针对病因进行积极治疗，最终控制原发病，挽救病人生命。ICU 是集中受过专门培训的医护人员，集中先进的监护、救治设备和急救药品，集中对临床各科的危重病人进行全面连续监护及治疗的医疗单元。ICU 建设是医院现代化的一个标志，也是医学发展的需要。越来越多的医院相继设置了 ICU。

一、ICU 设置

(一) ICU 位置

综合 ICU 作为独立的监护单元，其位置应在医院的中心地带，与经常联系的科室(如手术室、麻醉室、化验室与血库等)相比邻，以方便病人的转运与救治。专科 ICU 一般设在专科病房之间，便于治疗与护理。

(二) ICU 模式

ICU 模式主要根据医院的规模及条件决定。目前大致可分为以下几种模式：

1. 专科 ICU　一般是临床二级科室所设立的 ICU，如心内科监护病房(cardiac care unit，CCU)，是专门为收治某个专科危重病员而设立的，多属某个专业科室管理，对抢救本专业的急危重病员有较丰富的经验。收治病种单一，不能接受其他专科危重病病人是其不足。

2. 部分综合 ICU　介于专科 ICU 与综合 ICU 之间，即由医院内较大的一级临床科室为基础组成的 ICU。如外科、内科、麻醉科 ICU 等。

3. 综合 ICU　是一个独立的临床业务科室，受院部直接管辖，收治医院各科室的危重病人。综合 ICU 抢救水平应该代表全院最高水平。国内 ICU 发展趋势仍以综合 ICU 和专科 ICU 为主。

(三) ICU 设置

1. 床位设置　ICU 床位设置要根据医院规模、总床位数来确定。一般综合性医院综合 ICU 床位数量应占全院总床位的 1%～2%，发达国家 ICU 床位能占全院总床位的 5%～10%。一般以 8～12 张床位较为经济合理。ICU 每张床位占地面积不小于 $20m^2$，以 $25m^2$ 为宜，以保证各种抢救措施的实施。室温要求保持在 20～22℃，湿度以 50%～60%为宜。

2. 监护站设置　中心监护站原则上应该设置在所有病床的中央地区，能够直接观察到所有病人为佳。围绕中心站周围，病床以扇形排列为好。

3. 人员配备　对于一般综合性 ICU，医生与床位的比例要求达到(1.5～2)∶1；护士与床位的比例为(3～4)∶1。素质要求：医德高尚、业务娴熟、心理健康、身体健康、具有团队精神。

4. ICU 药品　强心药、利尿药、脱水药、升压药、血管扩张剂、呼吸中枢兴奋药、抗心律失常药、止血药、抗过敏药与常用各种液体等。

5. ICU 设备　①基础设备：各种穿刺包、开胸包、喉镜、开口器、手电筒等。②监护设备：多功能生命体征监护仪、血液气体分析仪、心电图机等。③治疗设备：呼吸机、电除颤器、临时心脏起搏器、输液泵装置等。④检测设备：床边 X 光机、超声设备、纤维支气管镜等。⑤其他：输液器、延长管、加压袋、约束袋、防褥疮垫、降温毯、冰帽、紫外线推车等。

二、ICU 服务对象

(一) ICU 收治对象

专科 ICU 专门收治本专科的危重病员，而综合 ICU 收治对象的范围比较广泛，其主要服务对象包括：①心肺脑复苏术后需对其功能进行较长时间支持者。②创伤、休克、感染等引起多系统器官功能衰竭

患者。③严重的多发性复合伤。④物理、化学因素导致危急病症，如中毒、溺水、触电、虫蛇咬伤和中暑患者。⑤有严重并发症的心肌梗死、严重的心律失常、急性心力衰竭、不稳定型心绞痛患者。⑥各种术后重症病人或者年龄较大，术后有可能发生意外的高危患者。⑦严重水、电解质、渗透压和酸碱失衡患者。⑧严重的代谢障碍性疾病．如甲状腺、肾上腺和垂体等内分泌危象患者。⑨各种原因大出血、昏迷、抽搐、呼吸衰竭等各系统器官功能不全需要支持者。⑩脏器移植术后及其他需要加强护理者。

（二）非收治对象

1. 恶性肿瘤晚期病人。
2. 急性传染病病人。
3. 无急性症状的慢性疾病患者。
4. 精神病病人。
5. 自然死亡过程中的老龄人。
6. 脑死亡患者。

三、ICU 管理

（一）ICU 的基本功能

综合性 ICU 应具备以下功能：①有心肺复苏能力。②有呼吸道管理及氧疗能力。③有持续性生命体征监测和有创血流动力学监测的能力。④有紧急作心脏临时性起搏能力。⑤有对各种检验结果做出快速反应的能力。⑥有对各个脏器功能较长时间的支持能力。⑦有进行全肠道外静脉营养支持的能力。⑧能够熟练地掌握各种监测技术和操作技术。⑨在病人转送过程中有生命支持的能力。

（二）规章制度

制定各种规章制度是做好抢救工作的基本保障。如各级医务人员岗位责任制，查房制度，交接班制度，消毒隔离制度，观察记录制度，各种设备要实行“四固定”制度（定数量、定位置、定人管理、定时检查、消毒、维修与保养）与“五防一上”制度（防潮、防震、防热、防尘、防腐蚀、定期上油），建立药品的分类与数量配备标准及药品领取、使用与专人保管制度等。

四、ICU 感染控制

ICU 是院内感染的高发区，也是细菌高度耐药区域。其原因为：病人病情重，病种复杂，感染的病人相对较为集中；病人机体免疫力降低，易感性增加；ICU 常见细菌多数都是对多种抗生素耐药的菌株等。因此，降低 ICU 院内感染发生率是提高抢救成功率的关键。ICU 感染控制措施包括：

1. 严格更衣、换鞋制度　工作人员进入 ICU 应更换室内工作衣、工作鞋。护理感染病人时，应穿防护服或防护围裙。探视人员进入 ICU 也应更换清洁的外衣和鞋子。

2. ICU 病室应设单间用以收治严重创伤、感染及免疫力低下的病人，应有较好的空气净化装置，入口处铺设吸尘胶垫。

3. 严格限制人流制度　ICU 内空气污染最严重的区域多为入口处和走道，特别是医师查房和护士交班以及家属探视时间更为严重，因此应将进入 ICU 的人员减少到最低限度，包括限制探视人员以及减少医师、护士不必要的出入。

4. 严格洗手制度　院内感染可通过医护人员的双手传播，应养成勤洗手的习惯，注意在处理不同病人或接触同一病人不同部位前后，必须洗手。病室内应有洗水池，最好是感应水龙头。查房时使用免洗手部消毒剂。

5. 严格医疗设备与物品消毒隔离制度　凡病人使用过的器械均需进行消毒—清洗—灭菌这一流程。呼吸机湿化液、湿化器每日更换，呼吸机管路每周更换。吸痰管一次性使用后集中进行消毒、清洗、高压灭菌。氧气湿化瓶每日更换。加强床单的终末处理。各种抢救或监护器械在更换使用者时应进行表面消毒，有条件时尽量浸泡消毒。

6. 严格室内环境消毒制度　室内应采用湿式清扫，防止灰尘飞扬，地面每日用 500mg/1000ml 的健之素消毒液拖擦 4 次以上，拖把分区放置、固定使用、定期更换。每日定时消毒、净化空气。定期进行室内大清扫。

7. 严格定期进行空气微生物检测　物体表面的细菌菌落应 ≤ $5cfu/m^3$，空气中的细菌菌落应 ≤ $200cfu/m^3$。

8. 严格掌握用药指征，根据细菌培养与药敏试验结果，合理应用抗生素。

第 2 节　重症监测技术

案例 10-2

患者，男性，45 岁，因车祸创伤送至医院。病人神志不清，呼吸 36 次/分，心率 128 次/分，血压 75/45mmHg，需立即抢救。问此时病人需要进行哪些脏器功能监护？

一、循环功能监测

（一）血流动力学监测

血流动力学监测一般可分为无创性监测和创伤性监测两大类。无创性血流动力学监测是应用对机体组织不会造成损坏的方法来获得血流动力学指标，具有安全、操作简便、可重复等优点，但影响因素很多，结果有时会不准确。有创性血流动力学监测是指经体表插入各种导管和探头到心腔或血管内，直接测定心血管功能参数的监测方法。通过这种有创性检查，可以对患者的循环功能进行连续、多次、重复的监测，从而对病情作出迅速判断和及时治疗，危重患者常采用这种监测方法。

1. 心率(heart rate，HR)监测

(1) 监测方法：现在的生命体征监测仪均有心率的视听装置，心率的来源可通过心电图和脉搏搏动而得到，可在监护仪屏幕上显示数字并有声响。

(2) 临床意义：①判断心输出量：正常成人安静时心率应在 60～100 次/分，心率在一定范围内，随着心率的增加心输出量会增加。但心率过快或过慢，均会使心输出量减少。②求算休克指数：休克指数＝心率/收缩压＝0.5，休克指数等于 1 时，提示失血量占血容量的 20%～30%，休克指数大于 1 时，提示失血量占血容量的 30%～50%。③估计心肌耗氧：正常值应小于 12000，若大于 12000 提示心肌负荷增加心肌氧耗增加。

2. 动脉血压(arterial blood pressure)监测　动脉血压是估计心血管功能的最常用指标，无创血压是常规监测项目，对急危重症患者，常选用有创监测方法。

(1) 监测方法：常选用桡动脉进行穿刺置管，固定后经三通与换能器及输液器相连，输液器内液体含肝素 2～12.5U/ml，以保持测压系统通畅。

(2) 临床意义：①收缩压(systolic blood pressure，SBP)：主要由心肌收缩力和心排血量决定，正常值为(90～120mmHg)，其重要性在于克服各脏器的临界关闭压，保证脏器的供血。②舒张压(diastolic blood pressure，DBP)：为心室舒张末期动脉压的最低值，正常值为 60～90mmHg，其重要性在于维持冠状动脉灌注压。③平均动脉压(mean arterial blood pressure，MAP)：为一个心动周期中动脉血压的平均值，MAP＝DBP＋1/3 脉压，正常值为 60～100mmHg，是反映脏器组织灌注良好的指标之一。

3. 中心静脉压(central venous pressure，CVP)监测　中心静脉压是指右心房或胸腔内上、下腔静脉的压力，是监测右心功能与血容量的重要指标之一。

(1) 监测方法：经皮穿刺监测中心静脉压，主要经颈内静脉或锁骨下静脉，将导管插至上腔静脉，也可经股静脉用较长导管插至下腔静脉。导管末端连接三通管，分别连接测压系统与输液装置，标尺零对准腋中线右心房水平，即可测 CVP。

(2) 临床意义：CVP 正常值 5～12cmH_2O 。若 CVP＜5cmH_2O，血压低，则提示有效血容量不足，应迅速补液。若血压低，CVP＞5cmH_2O，则提示周围血管收缩，或可能有心力衰竭，应严格控制液体速度及采取其他相应措施。CVP＞15cmH_2O，表示有明显右心室衰竭，应暂停或严格控制液体速度并采用强心、利尿等治疗措施。

4. 肺毛细血管楔压(pulmonary capillary wedge pressure，PCWP)监测

(1) 监测方法：根据临床需要可选用不同规格的 Swan-Ganz 漂浮导管，常用的是四腔管，从右侧颈内静脉插入上腔静脉后，给气囊充气，使其随血流经右心房、右心室而进入肺动脉。

链 接 »»

什么是 Swan-Ganz 漂浮导管

Swan-Ganz 漂浮导管全长 100cm，从顶端开始每隔 10cm 有一黑色环形标记，作为插管深度的指示。每根导管有三个空腔和一根金属导线。导管顶端开口供测量肺动脉压和采取血标本；导管近端开口（距顶端 30cm），用于测量右房压及供测量心排血量时，注射生理盐水；第三个腔开口于靠近导管顶端的气囊内，气囊的充气量为 1.25～1.5ml，充气后便于导管随血流向前推进；金属导线终止于导管顶端近侧 3.5～4.0cm 处，与热敏电阻相连，另一端接上心排血量计算机。当漂浮导管嵌入肺动脉第一节分支时，即可测量肺毛细血管楔压。

(2) 临床意义：肺毛细血管楔压是反映左心功能和血容量的常用指标，其正常值为 6～15mmHg。若 PCWP 低于正常值，反映血容量不足；若 PCWP 增高反映肺循环阻力增高，有肺水肿存在。

（二）心电监护

心电监护是指对被监护者进行持续或间断的心电监测，为危重患者的常规监测项目，能为早期发现心电改变及心律失常提供可靠信息。

1. 心电监护范围

(1) 各种心血管疾病患者，如急性心肌梗死，心律失常、心肌病等。

(2) 外科手术后的监护，特别是全麻术后复苏期的监护；器官移植术后的特殊监护；危重患者或衰竭患者急诊手术前的抢救；心肺脑复苏后的常规监护。

(3) 严重创伤、感染、大量失血及电解质紊乱引起的急性脏器衰竭。

2. 心电监护仪器

(1) 多功能床边监护仪：可持续地显示心电波形、心率、呼吸、血压、体温、血氧饱和度的功能参数的数字和图像，可设置心率、血压的高限和低限报警，以及 24 小时趋势记录图，通过心电监护，还可以对 10 多种心律失常波形进行自动记录、分析、报警，并有"回忆"和"冻结"功能，方便医务人员分析病情变化。

(2) 动态心电图监护仪(Holter心电监护仪):即随身携带的小型磁带记录仪,临床上主要用于判断原因不明的心悸、胸痛、晕厥等是否与心律失常有关,特别适用于平静心电图不易发现的短暂心律失常。

(3) 遥控式心电图监护仪:可同时监测4～6名患者,遥控半径达30m。

3. 心电监护导联的选择

(1) 综合Ⅰ导联:正极放在左锁骨中点下缘,负极放在右锁骨中点下缘,地线放在右侧胸大肌下方。其优点为电极脱落机会少,不影响正常心电图描记,缺点是心电图振幅较小。其心电图波形类似标准Ⅰ导联。

(2) 综合Ⅱ导联:正极放在左腋前线第4或第6肋间,负极放在右锁骨中点下缘,地线放在右侧胸大肌下方。其优点为心电图振幅较大,缺点是电极脱落机会多。

(3) 综合Ⅲ导联:正极放在左锁骨中线最低肋处,负极放在左锁骨中点外下方,地线放在右侧胸大肌下方。

(4) 改良监护胸导联(MCL_1);正极放在右锁骨中线最低肋间,负极放在左锁骨下外1/3处,地线置于右锁骨中点下方。其优点P波显示较清楚,缺点是电极易脱落。

4. 心电监护注意事项

(1) 放置电极前,用75%的酒精擦拭或用细砂摩擦皮肤,保持导电良好。

(2) 放置电极时,避开电除颤或心电图的心前区,以备应急使用。

(3) 若存在规则的心房活动,为力求获得清晰的心电波形,则应选择P波显示较好的导联。

(4) 必须牢记心电监护不能代替常规心电图检查,心电监护只是为了监测心率、心律的变化,不能用以分析ST段异常或诊断心脏器质性病变,如需要详细地分析心电变化,应及时做12导联心电图以助分析诊断。

(5) 监测过程中,注意病人的保暖,根据病情取得舒适卧位。

(6) 避免各种干扰所致的伪差。

(7) 每日更换电极,防止干扰及皮肤受损。

二、呼吸功能监测

呼吸功能监测是危重症患者监护的重要内容之一,是判断患者呼吸功能状况、防治并发症和评估预后的必要手段。

(一) 一般临床观察

1. 呼吸频率(respiratory rate,RR) 是呼吸功能监测的最简单的监测项目,它反映患者通气功能及呼吸中枢的兴奋性。超过35次/分或低于6次/分均提示呼吸功能障碍。

2. 呼吸节律、幅度和呼吸周期比率 观察呼吸节律的变化,可以发现异常呼吸类型,提示病变部位。观察呼吸运动时胸腹部的起伏幅度,可以估计大致潮气量的大小。吸呼比的变化反映肺的通气和换气功能。

3. 胸腹式呼吸运动的观察 胸腹式呼吸不同步常提示有肋间肌麻痹;胸式呼吸时左右不对称常提示一侧气胸、血胸、肺不张等;胸式呼吸增强,常因腹部病变限制膈肌活动而引起,如腹膜炎等。

(二) 通气功能监测

1. 潮气量(VT) 正常人约500ml左右。影响潮气量的主要因素是呼吸肌功能,呼吸肌功能不全时潮气量就会减少。当潮气量小于5ml/kg时,为人工通气的指征。

2. 肺活量(VC) 肺活量＝潮气量＋补吸气量＋补呼气量,正常成年肺活量为30～70ml/kg。临床上小于15ml/kg时,为应用呼吸机的指征。

3. 肺泡通气量(VA) 或称有效通气量。肺泡通气量＝(潮气量-死腔量)×呼吸频率。呼吸越浅速则有效通气量越少。

(三) 换气功能监测

1. 肺泡通气量和血流量比(VA/Q) 正常值为0.8,呼吸衰竭时,VA/Q值增大,表示血流灌注不足(无效通气);比值减小则表示通气不足(无效灌注)。

2. 氧合指数(PaO_2/FiO_2)的监测 是反映氧合作用及气体交换效率的最简化指标,正常范围为400～500mmHg,ARDS时氧合指数小于200mmHg。

3. 肺泡气-动脉血氧分压差($P_{A-a}O_2$)的监测 $P_{A-a}O_2$是一项换气功能指标,正常值为15～30mmHg。临床上主要用于对低氧血症产生原因的分析。

(四) 脉搏氧饱和度(SpO_2)监测

SpO_2监测是利用脉搏氧饱和度仪测得的血氧饱和度,正常值为96%～100%,被称为第五生命体征。通过SpO_2监测,间接了解病人PaO_2高低,以便了解组织供氧情况。

(五) 动脉血气分析(arterial blood gas analysis)

1. 动脉血酸碱度(pH) 是$[H^+]$负对数,正常值为7.35～7.45(平均值7.40)。pH＜7.35为酸血症。pH＞7.45为碱血症。pH为7.35～7.45可有三种情况:①正常。②代偿了的酸碱紊乱。③酸碱相互抵消的混合型酸碱紊乱。

2. 动脉血二氧化碳分压($PaCO_2$) 指物理溶解在动脉血中的CO_2所产生的张力,正常值为35～45mmHg。临床意义:①判断肺泡通气量。②判断呼吸性酸碱失衡。③判断代谢性酸碱失衡有否代偿。④诊断Ⅱ型呼衰必备的条件。

3. 动脉血氧分压(PaO_2) 指物理溶解于动脉血中氧产生的张力,正常值中青年为90～100mmHg。临床意义:①衡量有无缺氧及缺氧的程度。②诊断呼吸衰竭。③诊断酸碱失衡的间接指标。

4. 标准碳酸氢盐(SB)和实际碳酸氢盐(AB) SB是取全血在标准状态下(PaO_2为40mmHg,温度为37℃,血红蛋白100%饱和)测得动脉血中HCO_3^-的含量。AB是实际测得的动脉血中HCO_3^-的含量,受代谢和呼吸双重因素的影响。正常值为22～28mmol/L。AB增高为代谢性碱中毒或呼吸性酸中毒发生了代偿。AB下降为代谢性酸中毒或呼吸性碱中毒发生了代偿。

5. 碱剩余(BE) 是在标准状态下将每升动脉血的pH滴定到7.40时所用的酸或碱的mmol数。若滴定所需要的是酸,说明血内为碱性,BE为正值;若滴定所需要的是碱,说明血内为酸性,BE为负值。正常值为(0±3)mmol/L。BE的正值增大,表示代谢性碱中毒;BE的负值增大,表示代谢性酸中毒。

6. 缓冲碱(BB) 指血液中具有缓冲作用的负离子总和,正常值为45～55mmol/L。SB增高为代谢性碱中毒或呼吸性酸中毒发生了代偿。SB下降为代谢性酸中毒或呼吸性碱中毒发生了代偿。

7. 血浆阴离子间隙(AG) 血浆中未测定阴离子(UA)和未测定阳离子(UC)之差。正常值为10～14mmol/L。临床意义:①AG升高大多情况下提示代谢性酸中毒。②用于复合性酸碱失衡的鉴别诊断。

三、脑功能监测

危重患者脑功能监测十分重要,任何单一的观察指标都有很大的局限性,必须将临床表现、神经系统检查与仪器检测等结果综合分析,才能做出及时准确的判断。

(一) 一般监测

一般监测项目是指意识、瞳孔、生命体征和神经系统体征,这些监测项目在判断病情轻重程度上是非常重要的。

1. 意识 根据意识障碍的程度可分为嗜睡、意识模糊、昏睡、昏迷。

2. 瞳孔 正常人瞳孔直径为2～5mm,等大等圆,对光反应灵敏。小脑幕切迹疝时,患侧瞳孔暂时缩小继而散大。双侧瞳孔时大时小主要是中脑损伤。针尖样瞳孔是脑桥损伤的典型表现。

3. 生命体征 颅脑损伤后体温一般无多大改变,但脑干、下丘脑等损伤时可出现持续性高热。急性颅内压增高时,可出现呼吸深而慢,血压上升,脉压增大,心率下降等生命体征改变。

4. 神经系统体征 脑挫裂伤后常出现肢体乏力,单瘫、偏瘫或运动性失语等大脑半球局部功能障碍。

(二) 颅内压监测

颅内压(intracranial pressure,ICP)是颅腔内容物对颅腔产生的压力,正常成人平卧时颅内压为10～15mmHg,超过此值即为颅内压增高。

1. 监测方法

(1) 脑室内测压:经颅骨钻孔后,将硅胶导管插入侧脑室,然后连接换能器,再接上监测仪即可测试颅内压。

(2) 硬膜外测压:将压力换能器放置于硬膜外,避免压迫过紧或过松,以免读数不准。

(3) 腰部蛛网膜下隙测压:即腰椎穿刺法。颅内高压时不能应用此法。

(4) 光导纤维颅内压监测:颅骨钻孔后,将传感器探头以水平位插入2cm,放入硬脑膜外。此法操作简单,可连续监测,活动时对压力影响不大,常被采用。

2. 临床意义 对于早期诊断颅内血肿,鉴别原发与继发脑干损伤,有效地治疗颅内高压和判断预后等均有帮助。

(三) 脑电图监测

在头皮表面可以记录到两大类脑电活动,即自发性节律脑电图和与一定刺激相关的脑诱发电位。脑电的监测对脑功能的评判具有重要意义。

1. 脑电图 脑电图是了解脑功能状态和辅助诊断脑部疾病的一种常用检查方法。脑电图是昏迷患者脑功能监测的重要指标,它可判断病情及预后。临床上还用于脑缺血(氧)的监测、病灶定位等。

2. 脑诱发电位 临床上用于脊髓功能、视神经功能和颅后窝手术的监测。

(四) 脑血流图监测

大脑的血流对维持正常脑功能和代谢具有重要作用,因此,脑血流的监测在ICU中具有重要的作用和意义。Doppler血流测定可无创伤、连续、动态地监测脑血流,它有利于早期发现脑血流动力学异常,脑血管痉挛引起受累血管脑血流减少等。

四、肾功能监测

重症患者的肾功能状态对整个机体或各个病损脏器功能的治疗均有明显的临床意义,因此,对重症患者进行严密的肾功能监测是一项十分重要的任务。

1. 尿量 尿量是反映肾血流量和肾排泄功能的比较重要且又易获得的有效指标。当每小时尿量少于30ml时,多为肾血液灌注不足。少尿表明有一定程度的肾功能损害。无尿是肾衰竭的基础诊断依据，但必须同时参照其他有关诊断依据。

2. 尿浓缩稀释功能试验　正常人 24 小时尿总量为 1000～2000ml，昼夜尿量比为(3～4)∶1，夜尿量不超过 750ml。昼夜尿相对密度(比重)幅度在 1.003～1.025，最高尿比重应大于 1.018，比重差不小于 0.008。临床意义：早期肾功能损害表现为夜尿量超过 750ml，昼夜尿量比＜3∶1，最高尿比重＜1.018，比重差＜0.008。严重损害时，尿比重固定于 1.010～1.012。

3. 血尿素氮　正常值为 2.9～6.4mmol/L。临床上主要是用于判断肾小球滤过功能。当肾功能不全时，不能正常排出，其数值迅速升高。

4. 血肌酐　正常值为 83～177μmol/L。肾功能正常时，肌酐由肾小球滤过排出体外；当肾功能不全时，其数值迅速升高。

5. 尿/血渗透压比值　正常值为尿渗透压 600～1000mOsm/L，血渗透压 280～310mOsm/L，尿/血渗透压比值为 2.5。尿/血渗透压比值是反映肾小管浓缩功能的指标。功能性肾衰竭时，尿渗透压大于正常值；急性肾衰竭时，尿渗透压接近血渗透压，比值＜1.1。

6. 内生肌酐清除率　正常成人内生肌酐清除率平均值为 80～100ml/min。常用于判断肾小球滤过功能。其数值越低，肾功能损害越严重。

7. 酚红排泄试验　正常值为 15 分钟排泄率为 25%～30%，2 小时排泄率为 50%～80%。酚红排泄试验主要反映肾小管分泌功能。如 15 分钟排泄率＜20%，提示肾小管排泄功能障碍。

五、体温监测

正常人体的体温调节中枢在下丘脑，并通过神经和体液因素的作用保持产热和散热平衡，急危重症患者的体温常有变化，感染、创伤的患者体温多有升高，临终患者的体温常有下降。对 ICU 患者进行体温监测，有助于对疾病与治疗效果的判断。

1. 测量体温的部位

(1) 皮肤温度：将测温电极放在指、趾端，皮肤温度比体内温度低，定期定点动态观察肢体远端皮温，有助于了解肢体血运情况，在环境温度恒定的情况下，皮温降低常提示血流减少，反之为血流增多。测量皮肤温度可用于观察外周灌流状态。

(2) 食管温度：将测温电极放在咽喉部或食管下部，所测为中心温度。

(3) 鼻咽温度：将温度计插到鼻咽部测温，可间接了解脑部温度。

(4) 耳鼓膜温度：将专用耳鼓膜测温电极置于外耳道内鼓膜上，该处的温度可反映流经脑部血流的温度，与脑温接近。

(5) 口腔温度、腋下或直肠温度。

2. 监测方法　临床上常用的测量方法有两种：一种是玻璃内汞温度计，另一种是电温度计。后一种目前广泛用于危重患者皮肤及中心温度的监测。

3. 皮温与中心温度差　连续监测皮温与中心温度差，是了解外周微循环灌注是否减少或改善的有价值指标。皮肤温度监测部位在指趾端，中心体温监测部位在直肠或食管部，同时在此两部位放置一测温电极，可持续监测皮温与中心温度差。当外周温度低于中心温度 3～4℃时，可提示微循环灌注不良或低心排血量。

六、胃肠道功能监测

危重患者出现消化道应激性溃疡的比例比较高，应注意胃液引流情况，早期放置胃管，监测胃内压力，并定期送胃液和粪便作隐血试验。为了解机体内酸碱平衡情况和复苏指标还可监测胃黏膜 pH 值(pHi)。pHi 可反映内脏血液灌注情况，正常范围为 7.35～7.45，可作为全身低灌注的早期和灵敏的标志。

(孟　杰)

目标检测

一、名词解释

1. ICU　2. 动态心电图　3. 氧合指数　4. PCWP

二、填空题

1. ICU 的模式可分________、________、________三种。
2. 根据意识障碍的程度可分为________、________、________、________四种。
3. 监测皮肤温度与中心温度差的临床意义为________。
4. 需要定期对 ICU 空气质量进行微生物检测，其合格标准为物体表面的细菌菌落应________，空气中的细菌菌落应________。

三、选择题

1. 以下哪种疾病不是 ICU 收治对象(　　)
   A. MODS　B. 严重心肌梗死
   C. 严重低钾血症　D. 甲状腺危象
   E. 肺癌
2. 有关 CVP 的描述，错误的是(　　)
   A. CVP 的高低主要反映右心室前负荷和血容量
   B. CVP 监测是反映左心功能的间接指标
   C. CVP 连续监测比单次监测更有意义
   D. 当病人有左心功能不全时，单纯监测 CVP 没有意义
   E. CVP 大于 15～20cmH_2O，表示右心功能不良

3. 关于肾功能监测，错误的是(　　)
A. 尿量监测是最直接的指标
B. 肾浓缩—稀释试验用于监测肾小管的重吸收功能
C. BUN 和血肌酐是判断肾小球滤过功能的指标
D. 内生肌酐清除率反映肾小管的排泄功能
E. 尿/血渗透压比值反映肾小管浓缩功能

4. 综合性医院 ICU 床位数占总床位数的多少较为合适(　　)
A. 0.5%～1%　　B. 1%～2%
C. 2%～3%　　D. 3%～5%
E. 5%～10%

5. 正常人昼夜尿量比为(　　)
A. 1～2∶1　　B. 2～3∶1
C. 3～4∶1　　D. 4～5∶1
E. 以上都不是

6. 某人血气结果如下：pH7.37，HCO_3^- 43mmol/L，$PaCO_2$ 75mmHg，他发生了何种酸碱失衡(　　)
A. 未发生酸碱失衡
B. 呼吸性碱中毒合并代谢性酸中毒
C. 呼吸性酸中毒合并代谢性碱中毒
D. 呼吸性酸中毒合并代谢性酸中毒
E. 呼吸性碱中毒合并代谢性碱中毒

四、简答题

1. ICU 的收治对象有哪些?
2. 如何控制 ICU 感染?

急诊医学教学基本要求

一、课程性质和任务

急诊医学是研究各类急性,创伤,慢性急性发作及危重病人的急救诊疗的学科。本科课程是在各种系统疾病基础上,从中选出常见急症作为主要教学内容。打破原有学科界限,打破各系统界限,不分年龄性别,以病症为中心,将临床各科重新结合,共10章。一般介绍病因病理,重点介绍临床表现,诊断及急救处理,特别强调早期诊断和急救,使其在知识结构和能力结构方面更加适合培养基层医生的需要。

二、课程教学目标

(一)知识教学目标

(1)了解各急症的概念,病因,发病机制,分类。

(2)掌握临床表现,识别及处理。特别是早期的识别及处理。

(二)能力培养目标

(1)能说出各急症的概念,病因,发病机制,分类。

(2)具有规范、熟练基本实践急救技能。

(3)具有常用基本知识分析、解释生活现象和解决临床问题的能力。

(三)思想教育目标

(1)通过正确认识各种急症的特点,树立疾病处理的整体观和预防观。

(2)通过对急重症的抢救,树立珍爱生命态度。

(3)具有良好的职业道德修养、人际沟通能力和团结协作精神。

三、课程基本理念

1. 准确把握本门课程在人才培养方案中的作用和地位,教学内容、方法、手段的选择必须以人才培养目标为依据。

2. 坚持学生为主体,教师为主导的教学理念。全程渗透素质教育、个性化教育等现代教育思想和观念。

3. 教学内容设置上,学生重点掌握本门课程的基本知识、基本理论和基本技能,突出课程的综合性和实践性,并使学生逐步养成综合分析问题、解决问题的能力。

4. 教学方法采用个性化、启发式教学,开展以"问题"为中心的教学,扩展急救知识范围、开阔视野,加强师生的交流和沟通。

5. 为保证教学内容、方法手段创新,在教学中应注意以下三个问题:

(1)紧密联系基础理论,突出急诊急救特点。

(2)重视学生的主体地位,锻炼实践技能。

(3)利用多媒体教学技术优势弥补课堂不足。

四、教学内容和要求

(一)绪论

■教学目标

1. 了解急诊医学定义,范畴及临床意义。

2. 熟悉急诊医学服务体系特点。

■教学要求

1. 认知:通过学习,掌握急诊医学定义,范畴及临床意义。

2. 运用:急诊医学服务体系的特点。

■教学内容

1. 急诊医学定义,范畴及临床意义。

2. 急诊医学服务体系。

(二)院前急救

■教学目标

1. 了解院前急救的基本概念、工作特点、院前救护的基本配置。

2. 熟悉院前急救的原则、任务、注意事项。

3. 掌握院前急救的实施、现场急救后转运。

■教学要求

1. 认知:通过学习,掌握院前急救的实施、现场急救后转运。

2. 运用:运用院前急救特点,实施急救与转运。

■教学内容

1. 院前急救的概述。

2. 院前救护的基本配置。

3. 院前急救的实施与救后转运。

(三)心肺脑复苏

■教学目标

1. 了解心搏骤停的原因,类型。

2. 掌握心搏骤停的临床表现,识别及处理和转诊注意事项。

■教学要求

1. 认知:熟悉心搏骤停的原因,类型,并能作出判断。

2. 运用:通过掌握心搏骤停临床表现、识别及处理,能对病人进行现场处理。

■教学内容

1. 心搏呼吸骤停的原因。

2. 心搏呼吸骤停的诊断。

3. 心肺复苏术(初期复苏方法、要领、有效指标和后期复苏方法、步骤)。

4. 脑缺氧病理生理,脑复苏疗效评价。

5. 脑复苏的方法、步骤及注意事项(重点内容为降温和渗透疗法及维持血压问题)。

(四) 休克

■教学目标

1. 了解休克的原因,分类,微循环的变化。

2. 理解休克的临床表现:早期识别,休克程度的判断。处理原则,措施。转诊及注意事项。

■教学要求

1. 认知:通过学习归纳休克的分类,了解原因。

2. 运用:早期识别休克,并能积极处理。

■教学内容

1. 休克的原因,分类,微循环的变化。

2. 休克的临床表现。

3. 休克程度的判断、处理原则、措施、转诊及注意事项。

(五) 常见危重症状的急救处理

■教学目标

1. 了解常见危重症状的原因。

2. 掌握常见危重症状的表现和诊治。

■教学要求

1. 认知:通过学习熟悉和掌握上述的病因、表现和诊治。

2. 运用:能够早期判断上述危重症状,做出急救处理。

■教学内容

1. 急性发热。

2. 昏迷。

3. 呼吸困难。

4. 大咯血。

5. 呕血。

6. 急性腹疼。

(六) 急性中毒与理化疾病

■教学目标

1. 掌握急性中毒与理化疾病的病因与临床表现。

2. 掌握急性中毒与理化疾病的急救措施。

3. 了解性中毒与理化疾病的发生机制。

■教学要求

1. 认知:了解与掌握急性中毒与理化疾病的病因与临床表现。

2. 运用:通过学习能对急性中毒与理化疾病做出正确的处理。

■教学内容

1. 急性中毒概论。

2. 一氧化碳中毒。

3. 急性有机磷农药中毒。

4. 急性镇静、安眠药中毒。

5. 电击伤。

6. 淹溺。

7. 中暑。

8. 毒蛇咬伤。

9. 急性酒精中毒。

(七) 严重创伤

■教学目标

1. 了解创伤发生原因与机制。

2. 掌握严重创伤的表现、诊断与急救处理。

■教学要求

1. 认知:严重创伤的表现、诊断与急救处理。

2. 运用:通过学习能对严重创伤做出正确的急救处理。

■教学内容

1. 严重创伤的病因与临床表现。

2. 严重创伤的诊断与急救处理。

(八) 急性器官功能衰竭

■教学目标

1. 了解急性器官功能衰竭发生原因与机制。

2. 掌握急性器官功能衰竭的表现、诊断与急救处理。

■教学要求

1. 认知:掌握急性器官功能衰竭的表现、诊断与急救处理。

2. 运用:通过学习能说出急性器官功能衰竭的正确诊治。

■教学内容

1. 急性心力衰竭。

2. 急性呼吸衰竭。

3. 急性肾衰竭。

4. 多器官功能衰竭。

(九) 常用急救技术

■教学目标

1. 了解各种常用急救技术的目的。

2. 熟悉各种常用急救技术的适应证和禁忌证。

3. 掌握各种常用急救技术的操作要点。

■教学要求

1. 认知:熟悉和掌握各种常用急救技术的适应证与操作要点。

2. 运用:通过学习熟知各种常用急救技术的操作步骤与注意事项。

■教学内容

1. 气管插管术与气管切开术。

2. 环甲膜穿刺、切开术。

3. 胸腔穿刺与闭式引流术。

4. 静脉穿刺置管术。

5. 洗胃术。

6. 除颤术。

(十) 重症监护病房与监测技术

■教学目标

1. 了解ICU的位置、设置情况与管理制度。

2. 熟悉ICU的模式、收治对象与感染控制。

3. 掌握ICU常用监测技术。

■教学要求

1. 认知:熟悉ICU的各种特点,掌握ICU常用监测技术。

2. 运用:熟知ICU常用监测技术。

■教学内容

1. 重症监护病房。

2. 重症监测技术。

五、教学原则、教学方法和教学条件

1. 教学原则

(1) 理论与实际相结合。

急诊医学是一门实践性很强的临床学科,教学中要紧密联系临床,加强案例教学。

(2) 知识传授与育人相结合。

在传授知识的同时,要加强医德医风和职业素质教育。

(3) 面向全体与个别指导相结合。

由于学生的差异比较大,水平不一致,在集体上课的同时,加强个别辅导。

2. 教学方法　讲授法、讨论法、案例分析法、示教法、参观法。

3. 教学用具　教材、图片 、多媒体 、病例。

六、课时计划与分配

学时分配建议(32学时)

序号	教学内容	学时数		
		理论	实践	合计
1	绪论	1	0	1
2	院前急救	2	2	4
3	心搏骤停与心肺脑复苏	2	2	4
4	休克	2	0	2
5	常见危重症状的急救处理	2	2	4
6	急性中毒与理化疾病	2	2	4
7	严重创伤	2	0	2
8	急性器官功能衰竭	2	0	2
9	常用急救技术	3	3	6
10	重症监护病房与监测技术	1	1	2
机动		1	0	1
合计		20	12	32

七、学习评价和考核

1. 评价目的　通过学习评价,了解教育目标是否达到,教学方法是否有效,教学进度是否适当,选择的教学资料是否适宜,学习方法是否科学,了解教与学的实际效果与质量。

2. 评价原则　学习评价应遵循掌握基本理论、基本知识、基本技能“三基”为基础,理论与实践相结合的原则。评价的范围不仅包括学生对有关知识的了解、识记和理解程序,更要重视知识的实践运用能力以及通过学习形成的良好的医德医风。

3. 评价途径　评价途径包括教师考核、学生互评、学生自我考核等。评价方式包括提问、理论考试、操作技能考试等。

4. 评价标准　学习评价标准分为认知水平评价和运用能力评价。

认知水平分为“了解”、“识记”和“理解”三个层次。“了解”指知道有关的知识原理;“识记”指对有关的知识和原理能正确认识和表述;“理解”指在识记的基础上对有关的知识和原理能较全面、深入地把握。

运用能力分为“举例说明”、“分析判断”和“实践体验”三个层次。其要求在理解的基础上,能恰当地举出事例说明所学的知识和原理,并能在实践活动中运用所学的知识和原理分析、解决所接触到的实际问题。

附：模拟试题

一、填空题（30分每题2分）

1. 2010年心肺复苏指南生存链：早期识别与呼叫，________________，__________，有效的高级生命支持；完整的心脏骤停后处理。
2. 人工心肺复苏的按压频率是__________。
3. 经口气管插管的右手开口手法：____________扳牙齿，__________保护上下嘴唇。
4. 成人男性经口气管插管深度到门齿大约__________cm，经鼻气管插管深度到鼻翼大约__________cm。
5. 口服毒物的患者有条件时应尽早插胃管洗胃，不要受时间限制。对服大量毒物在__________小时之内者，因排毒效果好且并发症少，故应首选此种洗胃方法。
6. 食管三腔两囊管插管到位后，应先向胃管囊注气________________ml，适当牵引固定后，再向食管囊注气________________ml。
7. 电复律的并发症：局部皮肤灼伤、____________，心肌损伤、心律失常、急性肺水肿或心脏扩大 、呼吸抑制__________。
8. 创伤后连枷胸的治疗原则是：在排除气胸和血胸后，__________，机械通气即__________。
9. 气道开放的管理最重要的是：__________，__________。
10. 止血带止血法如果使用不但可出现肢体缺血坏死，以及__________等严重并发症。
11. 良好的固定可以减少__________便于伤员搬运。
12. 腹腔穿刺放腹水一般不超过__________ml。
13. 身高172cm体重60kg的42岁男性患者，锁骨下静脉穿刺时导管送入长度一般__________cm为宜。
14. 催吐洗胃术的禁忌证有：意识障碍者；抽搐、惊厥未控制之前；患者不合作，拒绝饮水者；服腐蚀性毒物及石油制品等急性中毒者；合并有上消化道出血、主动脉瘤、食管静脉曲张等；__________。

二、判断题（20分，每题1分）

1. 心脏骤停的患者应常规性采用环状软骨加压。（　　）
2. 新指南建议在通气之前开始胸外按压。（　　）
3. 经鼻盲探插管可以应用于无呼吸患者。（　　）
4. 食管气管联合导管的远端腔的咽部水平的管壁有小孔。（　　）
5. 对服大量毒物6小时以上的病人无需洗胃。（　　）
6. 食管、胃底静脉曲张出血病人，用三腔两囊管止血，出血停止24小时后，可放松牵引，放去气囊内气体，观察24小时后如无出血即可拔管。（　　）
7. 心室颤动及心室扑动是非同步直流电复律的绝对唯一指征。（　　）
8. 电复律后栓塞多发生于房颤持续时间较长产生心房内附壁血栓者，多发生于电复律后两周内，多见于复律后24～48h。（　　）
9. 气管插管机械通气的病人，呼吸机出现高压报警，最佳的处理方法是首先关闭报警器器，上调报警上限值。（　　）
10. 经口气管插管机械通气的病人突然出现全身发绀，SpO_2下降至30%～40%，气管插管脱出可能性最大，应立即处理。（　　）
11. 胸穿放液首次不超过1000ml。（　　）
12. 骨穿细胞学检查抽取骨髓以2～3ml为宜。（　　）
13. 结扎止血带松劲适度，以停止出血或近段动脉搏动消失为度。（　　）
14. 异物刺入体内后，快速拔出，用填塞法包扎止血。（　　）
15. 颈椎外伤后，怀疑颈椎骨折或脱位时必须使用颈托固定。（　　）
16. 对有意识障碍的伤员，均可采用仰卧位搬运。（　　）
17. 胸、腰椎骨折伤员的三人搬运法。是由三人配合搬运，一人托住肩胛部，一人托住臀部和腰部，另一人托住两下肢，三人同时把伤员轻轻抬放到硬板担架上。（　　）
18. 处理困难气管插管的气道开放方式有弹性探条引导、光索引导、喉罩引导、纤支镜引导；逆行气管插管；喉罩；联合导管；气管切开等。（　　）
19. 催吐洗胃术适应证：意识清醒，具有呕吐反射，且能合作配合的急性中毒者，应首先鼓励口服洗胃；无胃管时，在现场自救。（　　）
20. 胃管洗胃术禁忌证：强酸、强碱及其他对消化道有明显腐蚀作用的毒物中毒；伴有上消化道出血、食管静脉曲张、主动脉瘤、严重心脏疾病等患者；中毒诱发惊厥未控制者；乙醇中毒，因呕吐反射亢进，插胃管时容易发生误吸，所以要慎用胃管洗胃术。（　　）

三、选择题（14分）

1. 人工心脏按压的深度（　　）

   A. 至少5cm　　B. 至少4cm

   C. 至少4～5cm　　D. 至少3.5cm

2. 人工心肺复苏时肾上腺素的用法（　　）

   A. 0.5mg，3分钟一次

   B. 1mg，3分钟一次

   C. 2mg，3分钟一次

D. 3mg，3 分钟一次

3. 经口气管插管的禁忌证，下例错误的是（　　）

A. 口腔颌面部外伤　　B. 上呼吸道烧伤

C. 喉及气管外伤　　D. 颅底骨折

4. 3-3-2 法则除外以下哪一个（　　）

A. 张口度　　B. 颏舌距离

C. 舌甲距离　　D. 颏甲距离

5. 胃管洗胃术是中毒救治中极重要的治疗技术，但下列哪项要慎用胃管洗胃术（　　）

A. 硫酸口服中毒

B. 伴有上消化道出血的急性中毒

C. 中毒诱发惊厥未控制者

D. 乙醇中毒

6. 三腔两囊管在注气后，食管囊内压力应控制在什么范围（　　）

A. 20～30mmHg

B. 30～40mmHg

C. 40～50mmHg

D. 50～60mmHg

7. 下列在电复律时能量选择正确的是（　　）

A. 室性心动过速 200～300 焦耳

B. 室上性心动过速 150～200 焦耳

C. 心房扑动 150～200 焦耳

D. 房颤 100～150 焦耳

8. 溶栓的共同并发症（　　）

A. 出血　　B. 再闭塞

C. 再灌注损伤　　D. 发热、过敏

9. 急性心梗溶栓再通的间接指征，以下不对的是（　　）

A. 溶栓后 2 小时胸痛明显缓解

B. 2 小时内心电图 ST 段回落 50%以上

C. 2 小时内出现再灌注性心律失常

D. CK-MB 峰值提前至 24 小时内

10. 持续性房颤同步电复律，下例哪些情况不适用（　　）

A. 房颤病史小于一年者，既往窦性心律大于 60 次/分

B. 房颤后心力衰竭或心绞痛恶化不易控制者

C. 房颤伴心室率较快，药物控制不佳者

D. 风心病换瓣术后或修复 1 个月以上，先心病修补术后 1 个月以上的仍有房颤

11. 治疗急性呼吸窘迫综合征（ARDS）最有效的措施为（　　）

A. 持续高浓度吸氧

B. 应用呼气末正压通气（PEEP）

C. 持续低浓度吸氧

D. 迅速应用糖皮质激素

12. 呼吸机与病人的连接方式下列不对的是（　　）

A. 面罩　　B. 插管

C. 气管切开　　D. 喉罩

13. 锁骨下静脉穿刺方向常从穿刺点指向（　　）

A. 剑突　　B. 颏部

C. 锁骨上窝　　D. 胸骨上窝

14. 胸穿抽液常用穿刺部位是（　　）

A. 腋中线 7～9 肋间　　B. 肩胛线 7～9 肋间

C. 锁骨中线第二肋间　　D. 腋前线 6～7 肋间

四、简答题（1 题 10 分，2 题 10，3 题 16 分）

1. 机械通气的适应证和禁忌证是什么？

2. 胸穿时胸膜反应的临床表现及处理。

答：胸穿时病人出现头晕、心慌、胸闷、面色苍白、全身出汗等表现即考虑胸膜反应，处理应立即停止胸穿，让病人平卧，监测生命体征，必要时给予肾上腺素皮下注射。

3. 简述 2010 年心肺复苏的主要变化（至少答 5 点）。

（1）胸外按压频率由 2005 年的 100 次/min 改为“至少 100 次/min”。

（2）按压深度由 2005 年的 4～5cm 改为“至少 5cm”。

（3）人工呼吸频率不变、按压与呼吸比不变。

（4）强烈建议普通施救者仅做胸外按压的 CPR，弱化人工呼吸的作用，对普通目击者要求对 ABC 改变为“CAB”即胸外按压、气道和呼吸。

（5）除颤能量不变，但更强调 CPR。

（6）肾上腺素用法用量不变，不推荐对心脏停搏或 PEA 者常规使用阿托品。

（7）维持 ROSC 的血氧饱和度在 94%～98%。

（8）血糖超过 10mmol/L 即应控制，但强调应避免低血糖。

（9）强化按压的重要性，按压间断时间不超过 5s。

目标检测选择题参考答案

第 2 章

1. C　2. C　3. B　4. E　5. D　6. D

第 3 章

A1 型题

1. B　2. B　3. B　4. C　5. C　6. B　7. C　8. C　9. C

10. D　11. D　12. D　13. D　14. D

X 型题

15. ABCDE　16. ABCD　17. ABCDE　18. ABCDE

第 4 章

A1 型题

1. D　2. B　3. B　4. D　5. A

A2 型题

6. D　7. C　8. C

A3 型题

9. C　10. D

第 5 章

1. E　2. D　3. C　4. D　5. B

第 6 章

（一）A 型题

1. A　2. E　3. E　4. B　5. E　6. C　7. C　8. C

9. E　10. D　11. B　12. A　13. C　14. A　15. D

16. B　17. E　18. C　19. B　20. D

（二）B 型题

21. B　22. C　23. E　24. E　25. B　26. D　27. C

28. C　29. A　30. B

第 7 章

A1 型题

1. D　2. E　3. D　4. B　5. A　6. E　7. A　8. E

9. A　10. A

第 8 章

1. C　2. C　3. C　4. B　5. D　6. B　7. C　8. C　9. C

10. D　11. B　12. C　13. A　14. C　15. B　16. A

17. A　18. A　19. A　20. B

第 9 章

1. C　2. C　3. A　4. B　5. C　6. D　7. D　8. D

9. B　10. C

第 10 章

1. E　2. B　3. D　4. B　5. C　6. C

附：模拟试题

1. A　2. B　3. D　4. D　5. D　6. B　7. D　8. A

9. D　10. D　11. B　12. B　13. D　14. B

参 考 文 献

陈文彬,潘祥林.2004.诊断学.第6版.北京:人民卫生出版社

陈晓松,刘建华.2009.现场急救学.北京:人民卫生出版社

傅一铭.2009.急救护理技术.北京:人民卫生出版社

黄显凯.2010.急诊医学.第2版.北京:人民卫生出版社

黄志强.2005.外科手术学.北京:人民卫生出版社

邱平.2007.常见急症处理.北京:高等教育出版社

沈洪.2008.急诊医学.北京:人民卫生出版社

谢天麟.2006.急危重症监护.北京:人民卫生出版社

张凤梅,贾丽萍.2010.急救护理技术.北京:科学出版社

张劲松.2007.急危重症诊断流程与治疗策略.北京:科学出版社

周秀华.2006.急危重症护理学.第2版.北京:人民卫生出版社